Enders / Steinbeck / Gottsmann

Bildhafte Einführung in die Homöopathie

Homöopathie
– eine Einführung in Bildern

Von Dr. med. Norbert Enders

Maria Steinbeck, Eberhard Gottsmann

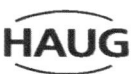

Karl F. Haug Verlag • Heidelberg

Die Deutsche Bibliothek - CIP-Einheitsaufnahme

Enders, Norbert:
Homöopathie : eine Einführung in Bildern / von Norbert Enders ; Maria Steinbeck ; Eberhard Gottsmann. - Heidelberg : Haug, 1996
   (Homöopathie)
   ISBN 3-7760-1559-4
NE: Steinbeck, Maria:; Gottsmann, Eberhard:

© 1996 Karl F. Haug Verlag GmbH & Co., Heidelberg

Alle Rechte, insbesondere die der Übersetzung in fremde Sprachen, vorbehalten. Kein Teil des Buches darf ohne schriftliche Genehmigung des Verlages in irgendeiner Form - durch Photokopie, Mikrofilm oder irgendein anderes Verfahren - reproduziert oder in eine von Maschinen, insbesondere von Datenverarbeitungsmaschinen, verwendbare Sprache übertragen oder übersetzt werden.
All rights reserved (including those of translation into foreign languages). No part of this book may be reproduced in any form - by photoprint, microfilm, or any other means - nor transmitted or translated into a machine language without written permission from the publishers.

Titel-Nr. 2559 · ISBN 3-7760-1559-4
Gesamtherstellung: Konkordia Druck GmbH, 77815 Bühl

Inhalt

Vorwort 9

Geschichtliches

Leben Hahnemanns 13
Geburtsstunde der Homöopathie 14
Kleine Geschichte der Homöopathie 16
Verbreitung der Homöopathie............................... 18

Was ist Homöopathie?

Was ist Homöopathie? 21
Woher kommen die Arzneien?.............................. 23
Prinzipien der Homöopathie.................................. 24
  Menschenbild 25
    Homöopathie betrachtet den ganzen Menschen 26
    Allopathie betrachtet Teile des Menschen 27
    Allopathische - homöopathische Behandlung 29
  Grundsatz der Ähnlichkeit 30
    z. B. Tabacum 32
  Grundsatz der Potenzierung 34
    D-Potenzen... 38
    C-Potenzen... 39
    LM- oder Q-Potenzen 40
    Korsakoff-Potenzen 41
    Potenzhöhe... 42
    Arznei - Arzneiträger 43
  Grundsatz der Arzneiprüfung 44
  Arzneimittellehre 46
  Repertorium 48
  Bewährte Anwendung...................................... 49

Krankheit aus homöopathischer Sicht

Gesundheit - Krankheit 53
Der Mensch in seiner Ganzheit 54
Der Mensch in seiner Spaltung 55
Lebenskraft
    Was ist Lebenskraft? 56
    Störung der Lebenskraft 58
Bedeutung von Symptomen 61
    Unterdrückung von Symptomen 62
    Folgen der Unterdrückung 63
    Symptomenbekämpfung ist keine Heilung 64
Modalitäten 65
Auslösung 66
Konstitution 67
Miasma 69
    Psora - „Erbsünde" 70
    Psorische Vererbung 72
Diathese - Anlage 73
    Tuberkulinische Diathese 74
    Lithämische Diathese 75
    Luetische Diathese 76
Was sind Nosoden? 78
Terrainveränderung 79

Heilung aus homöopathischer Sicht

Heilung muß an der Lebenskraft ansetzen 83
Individualisierung statt klinischer Diagnosen 84
Beispiel: Symptom Kopfschmerz 85
Beispiel: Symptom Fieber 86
Vollständiges Symptom 87
    Beispiel: Ledum 88
    Beispiel: Allium cepa 89

Beispiel aus der Literatur
    Der „Fall" Meister Böck 90
    Analysieren 91
    Repertorisieren: Colocynthis 92
Heilungsprozeß
    akut - chronisch 94
    Heringsche Regel 95
    Dauer der Behandlung 96

Was geschieht beim Homöopathen?

Erste Begegnung 99
Analysieren = Anamnese 100
Hierarchisieren 101
    §153 des „Organon" 102
Repertorisieren 103
Synthetisieren 104
Rezeptieren - Arzneigabe-Regeln 105
    Arzneigabe bei akuter Störung 106
    Arzneigabe im Notfall 107
    Erstreaktion 108

Fragen und Hinweise

Lateinstunde 111
Was ist ein Komplexmittel? 112
Objektivierbare Wirkung oder Plazeboeffekt? 113
Werden homöopathische Arzneien unwirksam? 114
Wo bekomme ich homöopathische Arzneien? 116
„Kann ich meine Tabletten weiternehmen?" 117
Grenzen der Homöopathie 118
Warum wehrt sich die Schulmedizin
gegen die Homöopathie? 119
Was lerne ich durch die Homöopathie? 120

Vorwort

Die Homöopathie ist eine Volksmedizin. Der uralte Grundsatz der Ähnlichkeit ist weder eine Erfindung noch ein Privileg der jeweiligen Medizinkultur, sondern ein Geschenk der Schöpfung. Somit sind dieser Grundsatz und die Homöopathie Allgemeingut und geistiger Besitz des Volkes. Jeder an seiner Gesundheit interessierte Laie kann und sollte die Möglichkeit ergreifen, sich selbst darüber zu informieren.

Dieser „Aufbruch des Volkes" aus dem Übel der Unwissenheit heraus in die Mündigkeit ist der Grund für die Entstehung dieses Buches. Es wird für all diejenigen hilfreich sein, die sich erstmalig der Homöopathie zuwenden oder anvertrauen möchten.

Seit vielen Jahren finden sich in Eschenbach (Oberpfalz) junge Frauen und Männer zusammen, die in der Homöopathie einen wirksamen Weg zur medizinischen Selbsthilfe sehen, ohne dabei ihre Grenzen zu verkennen. Vorträge und homöopathische Notfallseminare waren Anlaß zu einer förmlichen Lawine von Homöopathiebegeisterung im Eschenbacher Raum. In der Zwischenzeit haben sich überall in Deutschland homöopathische Selbsthilfegruppen nach dem Modell von *Dr. Enders* gebildet.

Ursprünglich nur als Anschauungshilfe für solche Notfallseminare und Grundkurse von Laien für Laien gedacht, gewannen Bild und Text durch die wohlwollende Aufmunterung und tatkräftige Unterstützung von *Dr. Enders* an Kontur und Tiefe, so daß wir uns an die Verbreitung unserer Anschauungshilfen wagen konnten.

Grundlagen, die jeder homöopathische Anfänger beherrschen muß, und Fragen, die regelmäßig in unseren Arbeitskreisen auftraten, bilden den Inhalt dieser Einführung. Natürlich können nicht alle Themen in erschöpfender Weise behandelt werden - hierfür gibt es Spezialliteratur; aber das Wichtigste und Wesentliche ist in diesem Buch zu finden.

Wir halten es für einen Glücksfall, daß ausgerechnet *Dr. Enders*, den wir seit vielen Jahren als Meister dieser Heilkunst schätzen, sich unserer Laienhaftigkeit angenommen hat. Nur so konnte die „Bildhafte Einführung in die Homöopathie" wirklich profund und kompetent werden.

Und nicht zuletzt: Wir selbst durften durch die Zusammenarbeit mit ihm an seinem Wissen und seiner „Philosophie" teilhaben, ein Privileg, für das wir ihm dankbar sind, und von dem nun auch die Leser profitieren dürfen.

Maria Steinbeck   *Eberhard Gottsmann*

Immer schon habe ich mir eine „Pflichtlektüre" für homöopathische Laien und für neu zuströmende Patienten gewünscht. Jetzt ist sie da...

... dank meiner geliebten homöopathischen Kämpferin *Mary*, die arsenisch-pulsatillisch in meinem hochgeschätzten mercurialischen Priesterfreund *Eberhard* zeichnerische Fähigkeiten beflügelte.

Dank sei *Herbert Steinbeck*, ohne den aus unserer *Mary* nie etwas Gescheites geworden wäre, und Dank sei dem Haushaltsgeist *„Igel"*, ohne den aus unserem *Eberhard* nur ein schäbiger Sulfur-Prediger geworden wäre. Beider Nerven wurden stark beansprucht, aber sie haben es mit Würde getragen.

Eschenbach, im Frühjahr 1996   *Dr. med. Norbert Enders*

GESCHICHTLICHES

Samuel Hahnemann

Gründer der Homöopathie

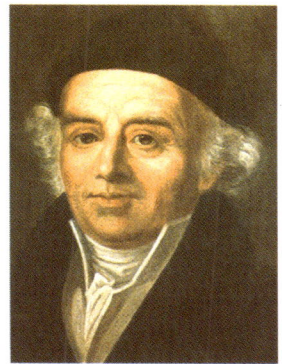

Geboren am
10. April 1755
in Meißen

Gestorben am
2. Juli 1843
in Paris

- Studium der Medizin und Chemie in Leipzig, Wien und Erlangen, Apothekerausbildung
- niedergelassen als praktischer Arzt, gibt unzufrieden Beruf auf
- Übersetzertätigkeit (medizinische Werke)
- 1790 Geburtsstunde der Homöopathie: Chinarindenversuch
- 1793-1801 wechselnde Wohnorte wegen Anfeindungen
- 1810 erscheint Hauptwerk „ORGANON"
- 1835 Umzug nach Paris, erfolgreich und anerkannt als homöopathischer Arzt

Geburtsstunde der Homöopathie

Chinarindenversuch 1790

Übersetzung Cullen´s „Materia medica"

Cullen behauptete, der Effekt der Chinarinde bei Wechselfieber liege in ihrer stimulierenden Wirkung auf den Magen.

Zweifel Hahnemanns:

„Man kann durch Vereinigung der stärksten bitteren und der stärksten adstringierenden Substanzen eine Zusammensetzung bekommen, welche in kleinerer Gabe weit mehr von beiden Eigenschaften besitzt, als die Rinde hat, und doch wird in Ewigkeit kein Fieberspezifikum aus einer solchen Zusammensetzung."

Selbstversuch Hahnemanns:

„Ich nahm des Versuchs halber etliche Tage zweimal täglich jedesmal 4 Quentchen gute China ein; die Füße, die Fingerspitzen, usw. wurden mir erst kalt, ich ward matt und schläfrig, dann fing mir das Herz zu klopfen an, mein Puls ward hart und geschwind; eine unleidliche Ängstlichkeit, ein Zittern (aber ohne Schauder), eine Abgeschlagenheit durch alle Glieder; dann Klopfen im Kopfe, Röte der Wangen, Durst, kurz **alle mir sonst beim Wechselfieber gewöhnlichen Symptome erschienen nacheinander**, doch ohne eigentlichen Fieberschauder. ..."

Dieser Paroxysmus dauerte 2-3 Stunden jedesmal und **erneuerte sich, wenn ich diese Gabe wiederholte, sonst nicht**. Ich hörte auf und war gesund." [Hervorhebungen durch die Autoren].

Folgerung:

Hahnemann erfuhr somit an sich selbst die toxische (vergiftende) Wirkung durch eine „Muttersubstanz", durch die dauerhafte Schädigungen zurückbleiben können.

Da die Chinarinde jedoch weniger vergiftend als vielmehr stimulierend ist, erlitt er einen malariaähnlichen Zustand, der keine bleibenden Spuren hinterließ. Mit einer stark toxischen Wirksubstanz wäre die Rückbildung der Symptome nicht denkbar gewesen.

Um künftig Giftigkeit, Nebenwirkungen, Verschlimmerungen und bleibende Schäden zu vermeiden, verrieb und verschüttelte er den jeweiligen Wirkstoff, bis dessen krankmachender Reiz in einen heilenden umschlug.

Durch solches Vorgehen formten sich dem toxikologischen Bild ähnliche Störungen aus, verschwanden jedoch, sobald er die Einnahme des verriebenen und verschüttelten Wirkstoffes unterbrach.

Mit diesem neuartigen Vorgehen bei der Einnahme eines Wirkstoffs entdeckte *Hahnemann* uralte Grundsätze großer Medizinkulturen wieder, die in der Aufklärungszeit in Vergessenheit geraten waren. Er legte damit den Grundstein zu ihrer Wiederbelebung, erweiterte und vervollkommnete sie durch seine Prinzipien der Homöopathie.

Diese sind bis heute unverändert gültig.

Kleine Geschichte der Homöopathie

Bereits zu Lebzeiten *Hahnemanns* verbreitete sich die Homöopathie in andere europäische Länder.

1817 kam sie nach **Österreich-Ungarn**.

1824 hatte Dr. **Frederick F. H. Quin** (*1799) den ersten Kontakt mit der Homöopathie; nachdem er Dr. *Necker*, einen Hahnemann-Schüler, getroffen hatte, begann er sich für die neue Heilkunst zu interessieren. Er gilt als der erste, der die Homöopathie nach **England** brachte (1826).

Besondere Verdienste um die Homöopathie erwarb sich der deutsche Arzt **Constantin Hering**, der sich als homöopathischer Arzt 1833 in den **USA** (Philadelphia) niederließ. Bereits 1825 hatte sich Dr. *Gram* als erster homöopathischer Arzt in New York niedergelassen, aber ohne nachhaltigen Einfluß auf die Verbreitung dieser Lehre zu haben. Die Lachesis-Prüfung Dr. *Herings* und seine Arzneimittellehre, die „Guiding Symptoms", machten ihn weltberühmt. Er gründete das „Hahnemann Medical College and Hospital" in Philadelphia. Aus dieser Schule ging die erste große Generation amerikanischer Homöopathen hervor wie *Timothy F. Allen* (Enzyklopädie), *H. C. Allen* (Materia medica der Nosoden), *Guernsey*, *Lippe* und viele andere bekannte Namen.

1882, ein Jahr nach *Herings* Tod, wurde **J. T. Kent** ans „Missouri Homoeopathic Medical College" in St. Louis berufen; dort hielt er Vorlesungen über die Materia Medica, leitete die Poliklinik und stellte sein großes Repertorium zusammen.

Nach *Kents* Tod, 1916, kam es zu einem kontinuierlichen Niedergang der Homöopathie in den USA, dem heute viele neue Homöopathen erfolgreich entgegenwirken.

Der französische Arzt Dr. *Honigberger* brachte die Homöopathie nach **Indien.** Dort ist sie staatlich anerkannt und sehr weit verbreitet. Jedes Krankenhaus hat dort eine homöopathische Abteilung, und unzählige Ausbildungsstätten sorgen für noch weitere Verbreitung.

Während in **England** (auch durch Unterstützung des Königshauses) und **Frankreich** die Homöopathie eine kontinuierliche Tradition hat, verbreitet sie sich gegenwärtig in **Lateinamerika** und **Griechenland,** aber auch in **Deutschland** und in **Österreich** in immer größerem Ausmaß.

Weitere namhafte homöopathische Ärzte:

Clemens von Bönninghausen (erstes gedrucktes Repertorium),

Pierre Schmidt, berühmter Schweizer Homöopath; (*Voegeli* und *Künzli von Fimelsberg* gehören zu seinen Schülern) und

Mathias Dorcsi (Begründer der Wiener Schule).

Verbreitung der Homöopathie

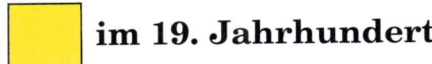 **im 19. Jahrhundert**

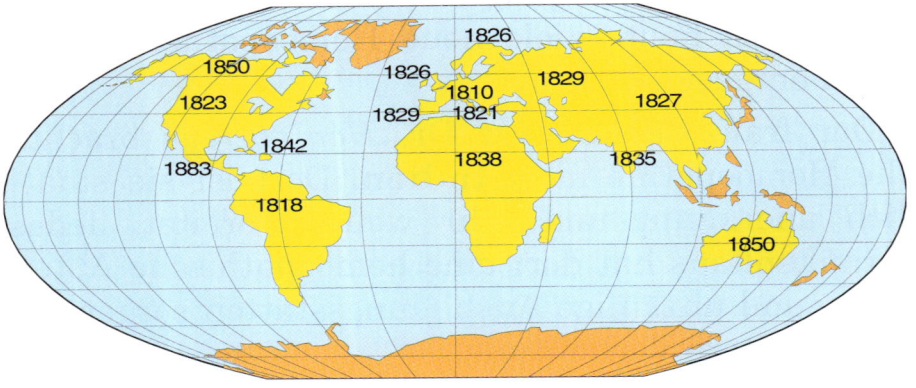

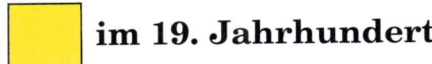 **im 20. Jahrhundert**

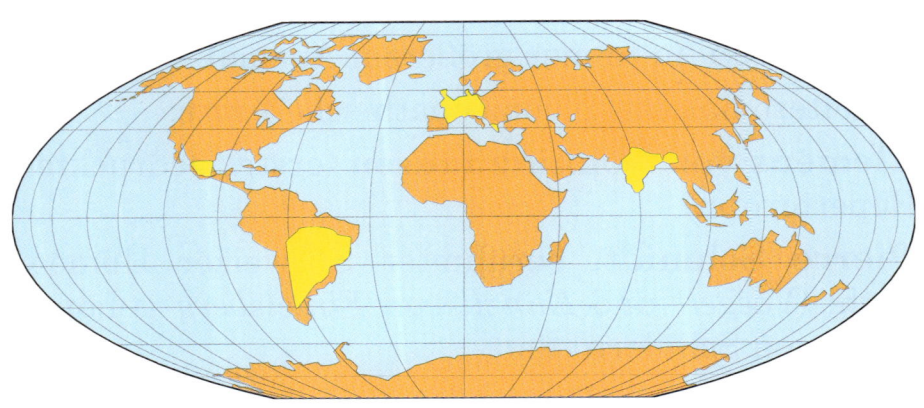

WAS IST HOMÖOPATHIE?

Homöopathie ...

von griechisch hómoion = ähnlich und pathos = Leiden

◆ uralter Grundsatz der Medizin: Ähnliches darf, kann, soll und muß mit Ähnlichem geheilt werden (im Gegensatz zu Allopathie = Schulmedizin),

◆ eine eigenständige, in sich abgeschlossene, ärztliche Heilmethode, von *Hahnemann* wiederentdeckt und fortentwickelt,

◆ seit 200 Jahren in Grundsätzen und Methode unverändert,

◆ seither fortlaufende Vertiefung und Erweiterung (Wissen, Arzneibild, Anwendung),

◆ kein „Naturheilverfahren",

◆ bei fachgerechtem Umgang mit den Grundsätzen und bei persönlichem Vermögen eine ganzheitliche, sanfte, sichere und damit menschengerechte Heilmethode ohne schädliche Nebenwirkungen.

Homöopathie ...

ist eine **Medizin der Person** *(Dorcsi)* und nicht eine Medizin eines ihrer Teile. Jeder Mensch ist eine Person. Ihre Einmaligkeit macht sie zum Individuum. Jedes Individuum hat eine unverwechselbare geistig-seelische und körperliche Verfassung, die wir **Konstitution** nennen.

Die Konstitution der Person erkennen wir durch Beobachtung ihres Aussehens, ihrer Haltung, ihres Verhaltens und Benehmens, was wir als „phänomenologische Methode" bezeichnen. Die Erscheinungsformen der **Phänomenologie** von Gesundheit, Krankheit und Heilung werden beobachtet, registriert und gesetzmäßig geordnet. Dies verleiht der Homöopathie einen modernen wissenschaftlichen Charakter.

Jede Person hat ihre individuelle Reaktionsweise auf ein äußeres oder inneres Ereignis. Die Fähigkeit oder Unfähigkeit der Anpassung an ein solches Ereignis ist ebenfalls eine wesentliche Eigenart ihrer Konstitution. Diese Anpassung wird stark geprägt von ererbten Reaktionsmustern, die wir **Miasma** und **Diathese** nennen. Das sind krankhafte Anlagen, die zusammen mit der Konstitution die individuelle Wirklichkeit des kranken Menschen ergeben.

Die Wirklichkeit der Krankheit müssen wir als Botschaft verstehen lernen, um das **Sosein**, die Umwelteinflüsse und das Schicksal des dahinterstehenden Menschen zu begreifen. Das Geschehen um den kranken Menschen ist somit nur mit einem umfassenden **Menschenbild** nachvollziehbar.

Woher kommen die Arzneien?

Mineralien

z.B. Silicea, Ferrum, Kalium bichromicum

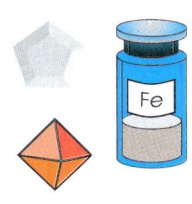

Pflanzen

z.B. Arnica, Opium

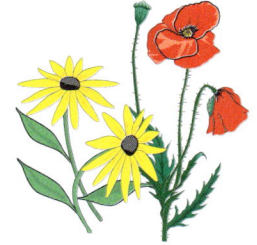

Tiere

z.B. Crotalus horridus, Sepia, Apis

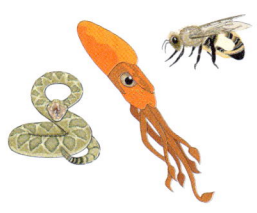

Krankheitsstoffe
(Nosoden)

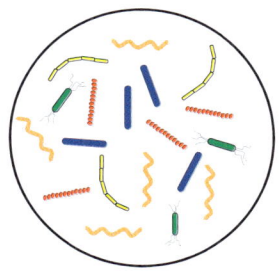

z.B. Tuberculinum bovinum, Medorrhinum, Luesinum, Variolinum

Homöopathische Arzneien sind von Menschen nicht erfunden. Sie stammen aus allen Bereichen der Natur.

Prinzipien der Homöopathie

Ganzer Mensch

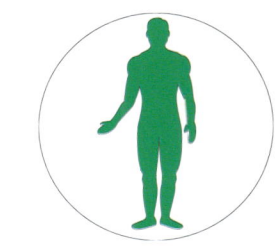

Ähnlichkeitsregel

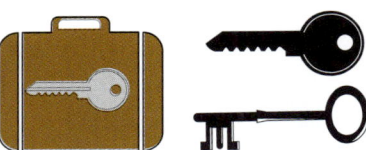

Potenzierung

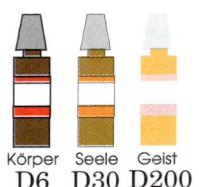

Arzneiprüfung
am relativ gesunden Menschen

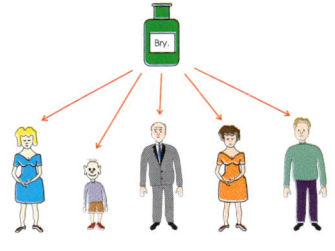

Arzneitestung
am kranken Menschen

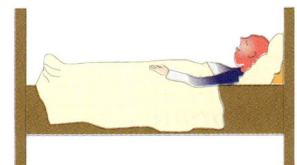

Homöopathie heilt kranke Menschen, nicht Krankheiten!

Menschenbild

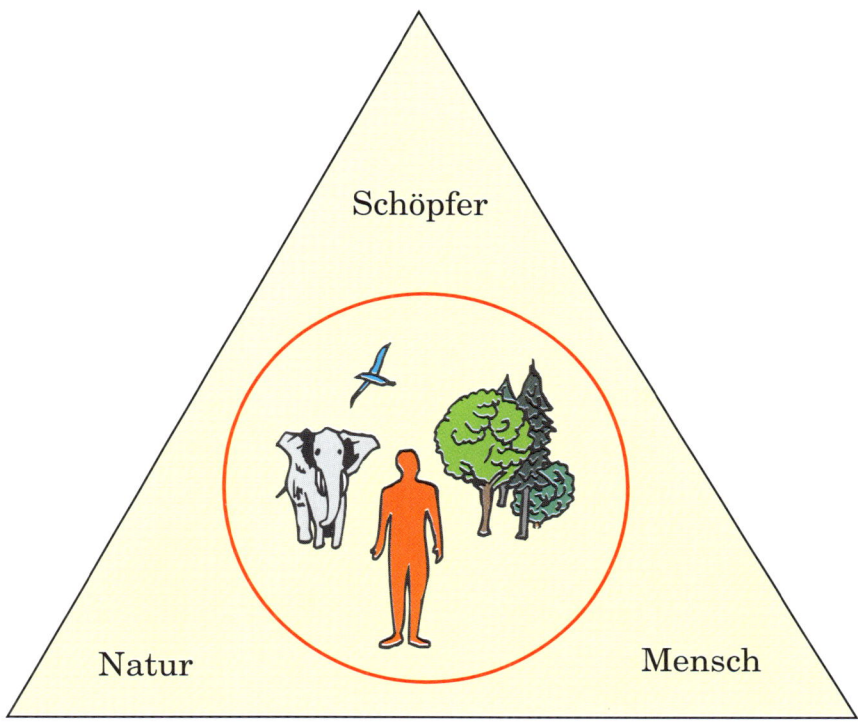

Die Homöopathie berücksichtigt den ganzen Menschen: Geist - Seele - Leib

✦ im Zusammenhang mit den Gegebenheiten seines kranken Organismus

✦ in seiner Abhängigkeit von der Umwelt (Mensch - Natur)

✦ in seiner Beziehung zur Schöpfung (Natur - Mensch)

✦ in seiner Beziehung zum Schöpfer

Homöopathie betrachtet den GANZEN Menschen

(= synthetische Methode)

Dabei darf der Patient erzählen ...

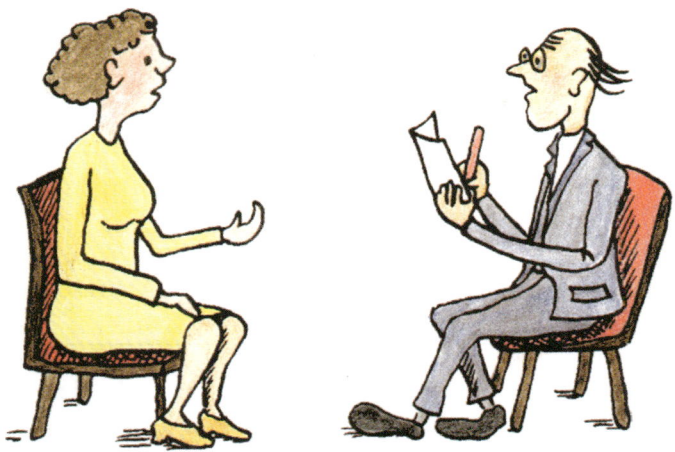

... und der Homöopath schaut, hört zu, fragt, ermißt (den Krankheitsprozeß), erwägt (die entsprechende Arznei).

Eine Medizin ist so gut oder so schlecht, wie das Bild, das sie sich vom Menschen macht!

Allopathie betrachtet TEILE des Menschen

(= analytische Methode)

Dabei muß oder darf der Patient nicht reden ...

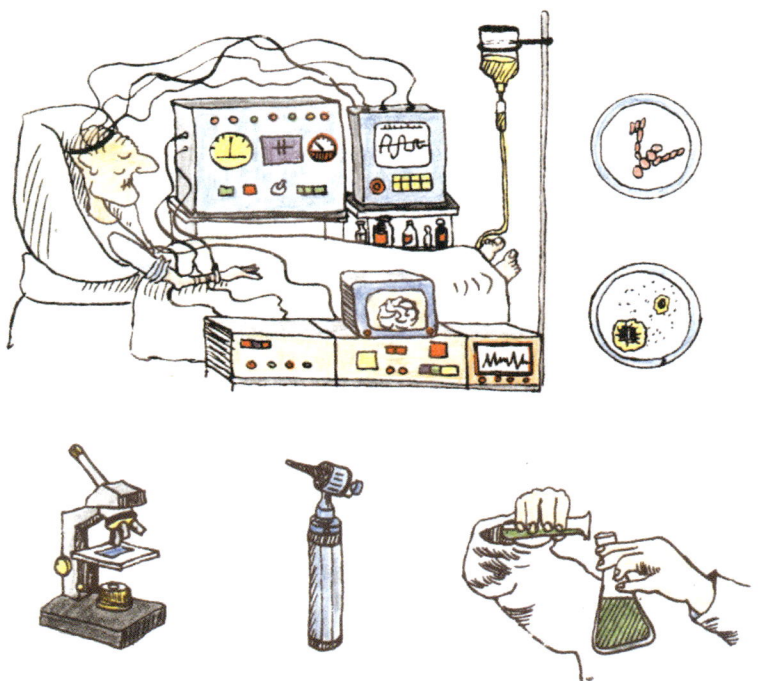

... und der Behandler zählt, mißt, wiegt.

Niemand wird den Fortschritt in der Medizin durch Spezialisierung leugnen, und niemand möchte das Rad der Wissenschaft zurückdrehen, aber in der Praxis und vor allem in der Therapie werden die Mängel unserer Medizin sichtbar und für den Leidenden spürbar.

Ein Lebender ist immer ein Ganzer, und im Ganzen herrschen andere Gesetzmäßigkeiten als in abgesonderten Teilen. Ein Ganzer untersteht einer hierarchischen Ordnung von Steuerungen und Regelungen. Wenn ein Regelkreis gestört ist, überträgt sich das immer auf den ganzen Organismus.

Die Spezialisierung in der klinischen Medizin, die teilweise sehr lobenswert ist, verstößt eigentlich gegen das Prinzip der Ganzheit des Menschen. Teile von ihm werden vom Ganzen abstrahiert, zerlegt, analysiert. Die Ergebnisse der Analyse werden nur auf den Teil übertragen, nicht auf das Ganze. Also richtet sich auch die Therapie nur auf den Teil und beeinflußt nicht den ganzen Menschen.

Denn die Zusammenfügung der Teilgebiete ist nicht das Charakteristische der Ganzheit. Das Charakteristische ist das Einmalige, das Unwiederholbare und das Unteilbare.

Es ist demnach allzu verständlich, daß eine Therapie für den kranken Menschen auf diese Einmaligkeit, diese Besonderheit, diese Individualität ausgerichtet sein muß.

Diesem therapeutischen Ziel kann ausschließlich die Homöopathie Rechnung tragen.

Keine andere medizinische Methode war bisher in diesem Sinne fähig, sich seit 200 Jahren unverändert zu behaupten und obendrein erfolgreich zu sein.

DIE ALLOPATHISCHE BEHANDLUNG -
erfaßt nur (sichtbare) Teile des Menschen.

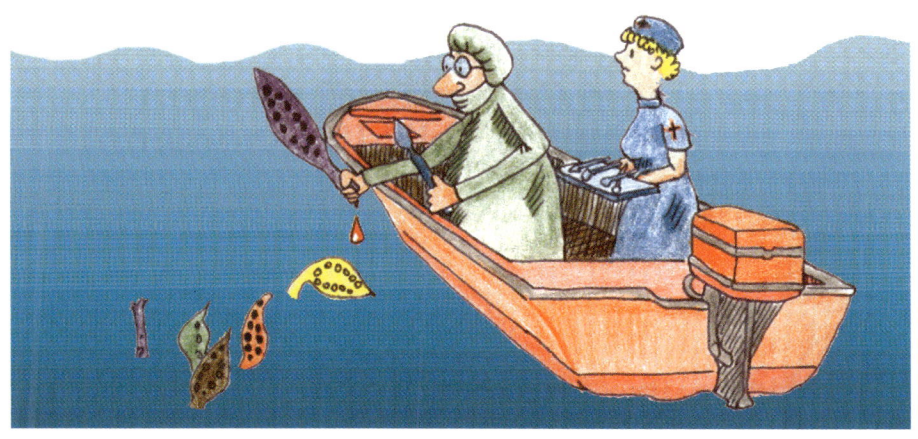

DIE HOMÖOPATHISCHE BEHANDLUNG -
erfaßt die Ganzheit des kranken Menschen - Sichtbares und Unsichtbares.

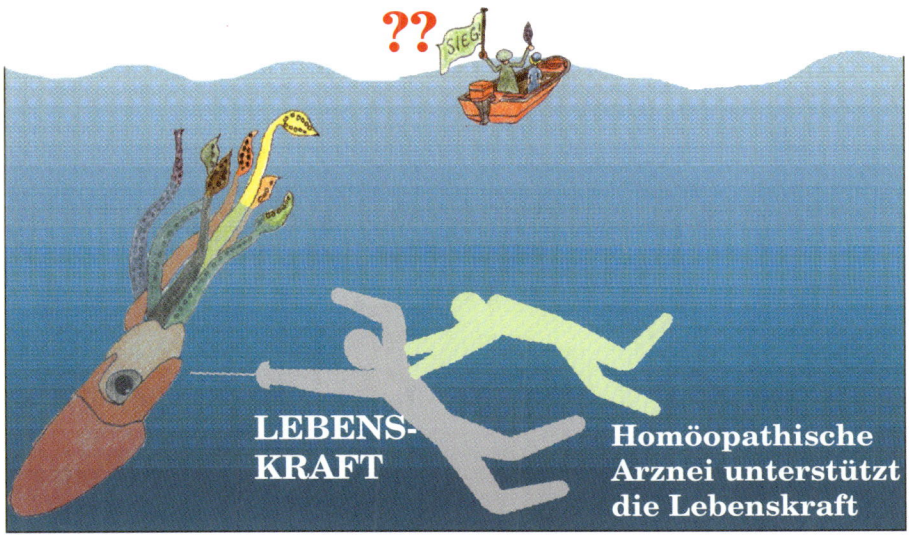

LEBENS-KRAFT

Homöopathische Arznei unterstützt die Lebenskraft

Grundsatz der Ähnlichkeit

„Wähle ... in jedem Krankheitsfalle eine Arznei, welche ein ähnliches Leiden für sich [bei einem Gesunden!] erregen kann, als sie heilen soll" (Hahnemann)

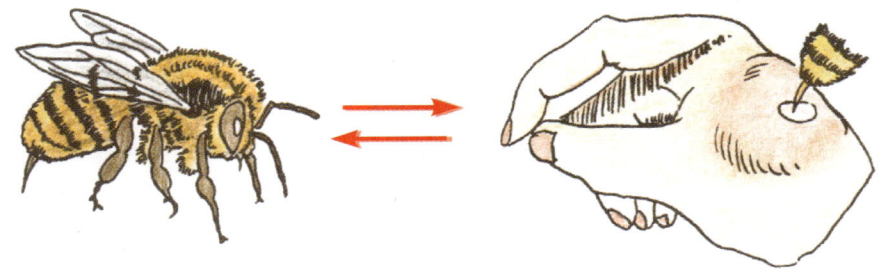

Stich einer Biene   Entzündung wie ein Bienenstich

Erfrierungen werden nach dem **Ähnlichkeitsprinzip** „Ähnliches mit Ähnlichem heilen" behandelt: **kalte Abreibungen**, nicht Wärme!

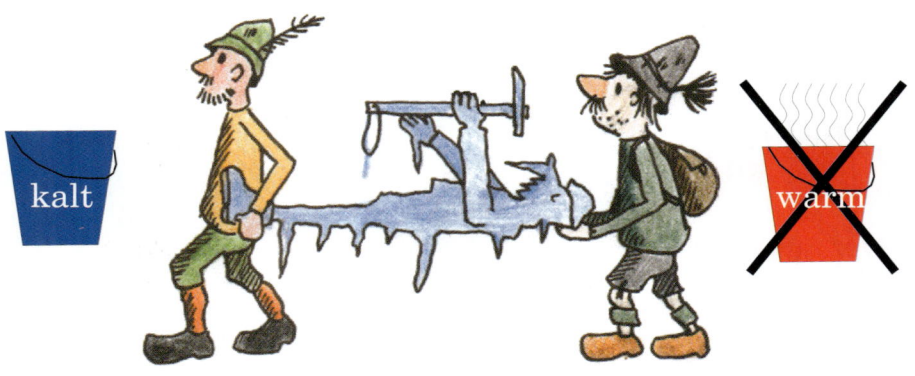

Ebenso werden **Verbrennungen** am wirksamsten **durch warme Anwendungen** gelindert!

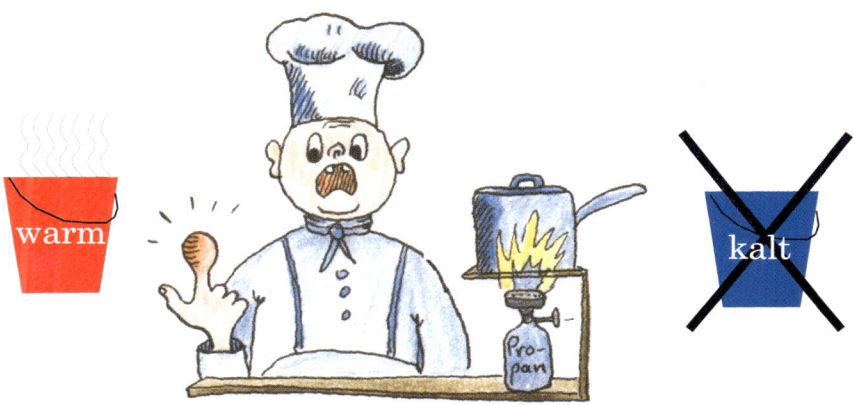

So trinken die Bewohner heißer Länder zur Löschung ihres Durstes heißen Tee oder Kaffee, und nicht - wie Besucher dieser Länder - eisgekühlte Getränke. Diese verstärken nämlich den Durst.

Also:

Jede konzentrierte, wirksame Substanz erzeugt im gesunden Menschen eine ihrer Art eigene Krankheit. Je wirksamer, desto heftiger. Das wissen wir von Vergiftungen. Ein Wirkstoff, der nun bei einem Gesunden solche krankhaften Erscheinungen erzeugt, heilt jenen kranken Menschen, dessen Störungen den krankhaften Erscheinungen des Wirkstoffes ähnlich sind, allerdings nur in verdünnter und - noch wirksamer - in potenzierter Form.

Similia similibus curentur - Ähnliches soll mit Ähnlichem geheilt werden!

z. B. Tabacum

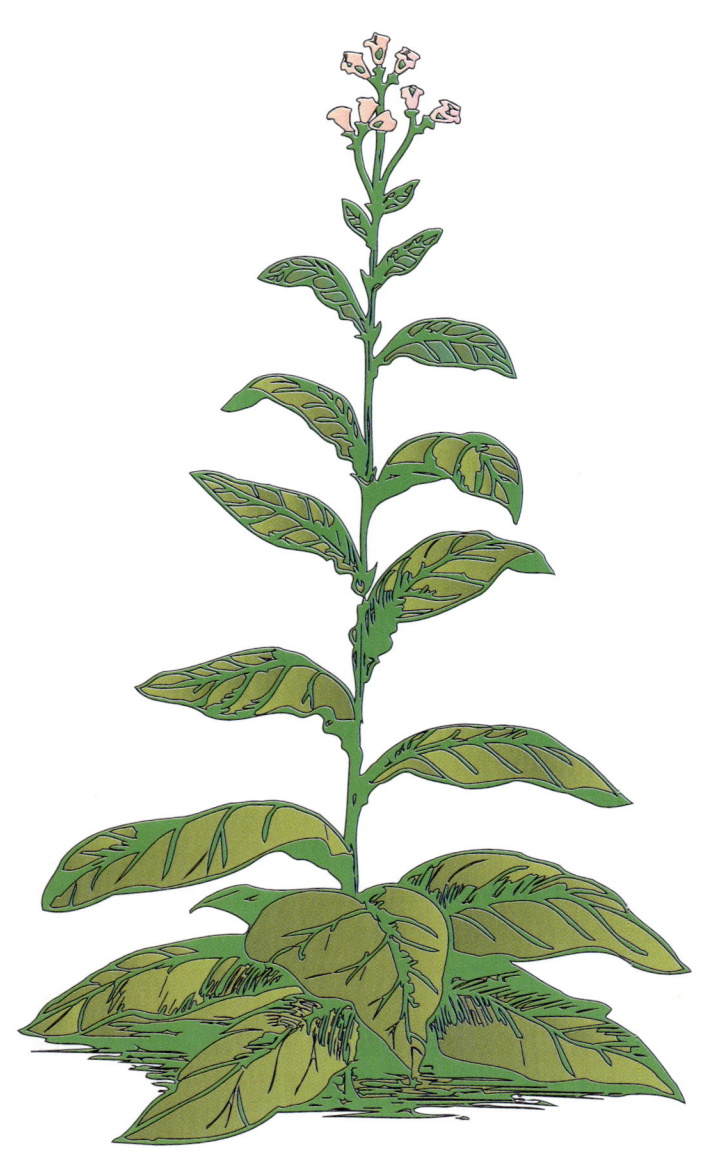

Vergiftung

✦ fürchterlich mattes, schwaches Gefühl in der Magengrube

✦ totenähnliche Blässe des Gesichts, bläulich, spitz, eingesunken, mit kaltem Schweiß bedeckt

✦ Schwindel, besonders beim Öffnen der Augen

✦ Taubheit - Schwerhörigkeit

✦ Sehstörungen - Trübsichtigkeit

✦ eisige Kälte, aber will den Bauch unbedeckt haben, kalter Schweiß

✦ äußerst erbärmliches Gefühl

✦ plötzlicher, wäßriger Durchfall mit Übelkeit und Erbrechen, starker Erschöpfung und kaltem Schweiß

✦ mühsames Atmen, mit Beklemmung um das Herz

✦ Herzklopfen, besonders beim Liegen auf der linken Seite

✦ Puls setzt aus, schwach, kaum zu fühlen

✦ Beine und Hände sind eiskalt, die Glieder zittern, unsicherer Gang, Schwäche der Arme

✦ besser durch Aufdecken

✦ besser an der frischen Luft

Krankheit

Diabetischer Unterzucker

✦ Blässe
✦ Schweißausbruch
✦ weiche Knie
✦ Zittrigkeit
✦ Nervosität
✦ Herzklopfen
✦ Angst und Druckgefühl
✦ Sehstörungen
✦ Lippen und Finger kribbeln

Kreislaufkollaps

✦ Schwarzwerden vor den Augen
✦ Leisehören
✦ Schwindel
✦ Erbrechen
✦ Blässe
✦ kalter, klebriger Schweiß
✦ Herztöne leise
✦ Ohnmacht
✦ Leeregefühl im Kopf
✦ flache, rasche Atmung

Grundsatz der Potenzierung

Um Giftigkeit, Nebenwirkungen und Verschlimmerungen zu vermeiden, wird der Wirkstoff so lange verdünnt, und dabei verrieben und **verschüttelt,** bis sein krankmachender Reiz in einen heilenden umschlägt.

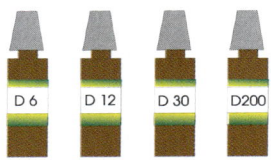

Durch die Verschüttelung werden in der Ursubstanz **Kräfte** frei, die in einer bloßen „Verdünnung" nicht vorhanden sind.

Selbst „unstoffliche Potenzen" (ab D24 bzw. C12) sind äußerst wirksam:

Denn wenn es stimmt, daß bei einer sichtbaren Erkrankung die tieferliegende Lebenskraft schon lange vorher verstimmt sei,

dann gilt:

§ 16 Organon:

„Die Krankheiten können auch durch den Heilkünstler nicht anders ... entfernt werden, als durch geistartige (dynamische, virtuelle) Umstimmungskräfte der dienlichen Arzneien auf unsere geistige Lebenskraft".

Loschmidtsche Zahl

> **Unser Weltbild hängt von der Beschaffenheit unserer Sinne ab. Was wir wahrnehmen, ist nur ein Bruchteil der Gesamtwirklichkeit.**

Jenseits der Loschmidtschen Zahl (10×10^{-23}) ist die Wahrscheinlichkeit gleich null, daß noch ein Molekül der ursprünglichen Substanz vorhanden ist. Homöopathische Arzneien werden aber häufig weit über diesen Grenzbereich hinaus potenziert. Ihrer Wirksamkeit tut das in keiner Weise Abbruch - im Gegenteil: die „Potenz" steigert sich sogar mit dem Grad der Verschüttelung.

Experimente zeigen, daß Schmetterlinge von Geruchsstoffen, die über die D23 hinaus verdünnt wurden, in eine bestimmte Richtung gelenkt werden können.

Ein geübter Weinprüfer kann selbst noch 1 Milliardstel Trichloranisol, das den Korkgeschmack verursacht, in einem Liter Wein erschmecken.

Um die Wirkungen der Potenzen jenseits der C12 bzw. D24 erklären zu können, muß man sich von der Vorstellung der Teilchenstruktur von Materie lösen. Nicht feste Teilchen sind die Elemente der Materie, sondern energetische Schwingungen. Heutigen Physikern und Biochemikern ist das bereits selbstverständlich.

Vermutlich werden bei der Potenzierung die energetischen Schwingungen als Informationsmuster auf die Trägersubstanz (Globuli, Alkohol, Milchzucker) übertragen, die dann ihrerseits einen Einfluß auf das Informationsmuster der gestörten Lebenskraft ausüben.

Je ähnlicher sich diese Muster sind, desto eher wird eine Heilung in Gang gesetzt.

Beim Verreiben und Verschütteln von Flüssigkeiten kommt es zu elektromagnetischen Wechselwirkungen (Resonanzkoppelungen). Die Energie, die dabei erzeugt wird, überträgt sich auf die gesamte Trägersubstanz. Das heißt, sie fördert den Fluß der Information von den gelösten Arzneimolekülen auf die gesamte Trägersubstanz als Informationsmuster.

Diese Gesetzmäßigkeiten werden im Alltag erlebt, ohne daß wir uns darüber Gedanken machen. Wenn z.B. ein Telefongespräch geführt wird, sind zunächst die Luftmoleküle, die vom Sprecher in Bewegung gesetzt werden, Träger der Information. Durch die Elektronik des Telefons wird diese nun von Schwingungen elektromagnetischer Art übernommen, um dann durch den Telefonhörer des Empfängers wieder durch Luftschwingungen übertragen zu werden. Am Trommelfell des Hörers angelangt, sind nun wieder ganz andere Moleküle Träger der Information, bis diese schließlich im Gehirn landet.

Bei Hochpotenzen (jenseits der Loschmidtschen Zahl) gibt es kein nachweisbares Arzneimolekül mehr. Da sie aber seit 200 Jahren erfahrungsgemäß wirken, muß eine Arzneiinformation vorhanden sein. Aus unserem Telefonbeispiel wird uns erklärlich, daß diese Information zwar eines materiellen Trägers bedarf (in der Homöopathie sind dies Globuli, Alkohol und Milchzucker), aber nicht an ganz spezifische Moleküle gebunden sein muß.

Außerdem gilt sowohl für den Patienten, als auch für den Arzt in der Praxis: **Wer heilt, hat recht!**

A
unbespielt

A
bespielt

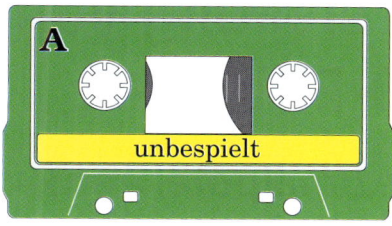

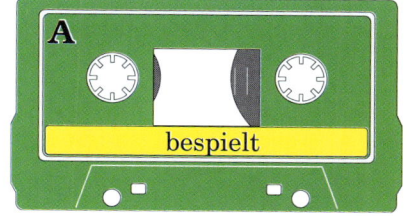

Die Information auf der bespielten Cassette ist - wie die Arznei-Information auf der Trägersubstanz - weder sichtbar noch wägbar!

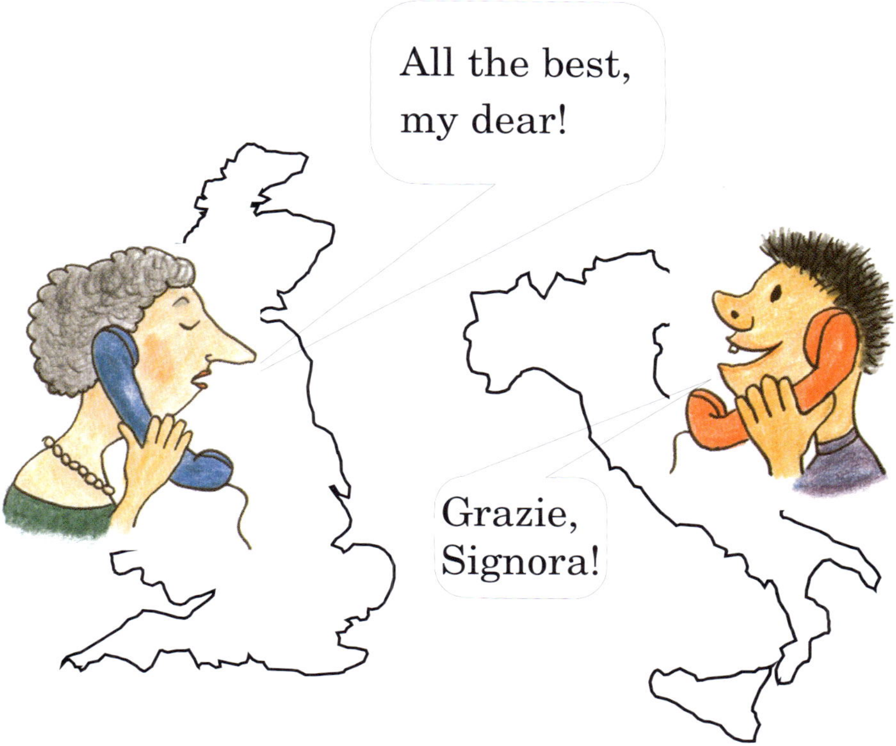

All the best, my dear!
Grazie, Signora!

Auch telefonische Informationen werden auf dem Weg zum Empfänger durch unterschiedliche Trägermoleküle übermittelt!

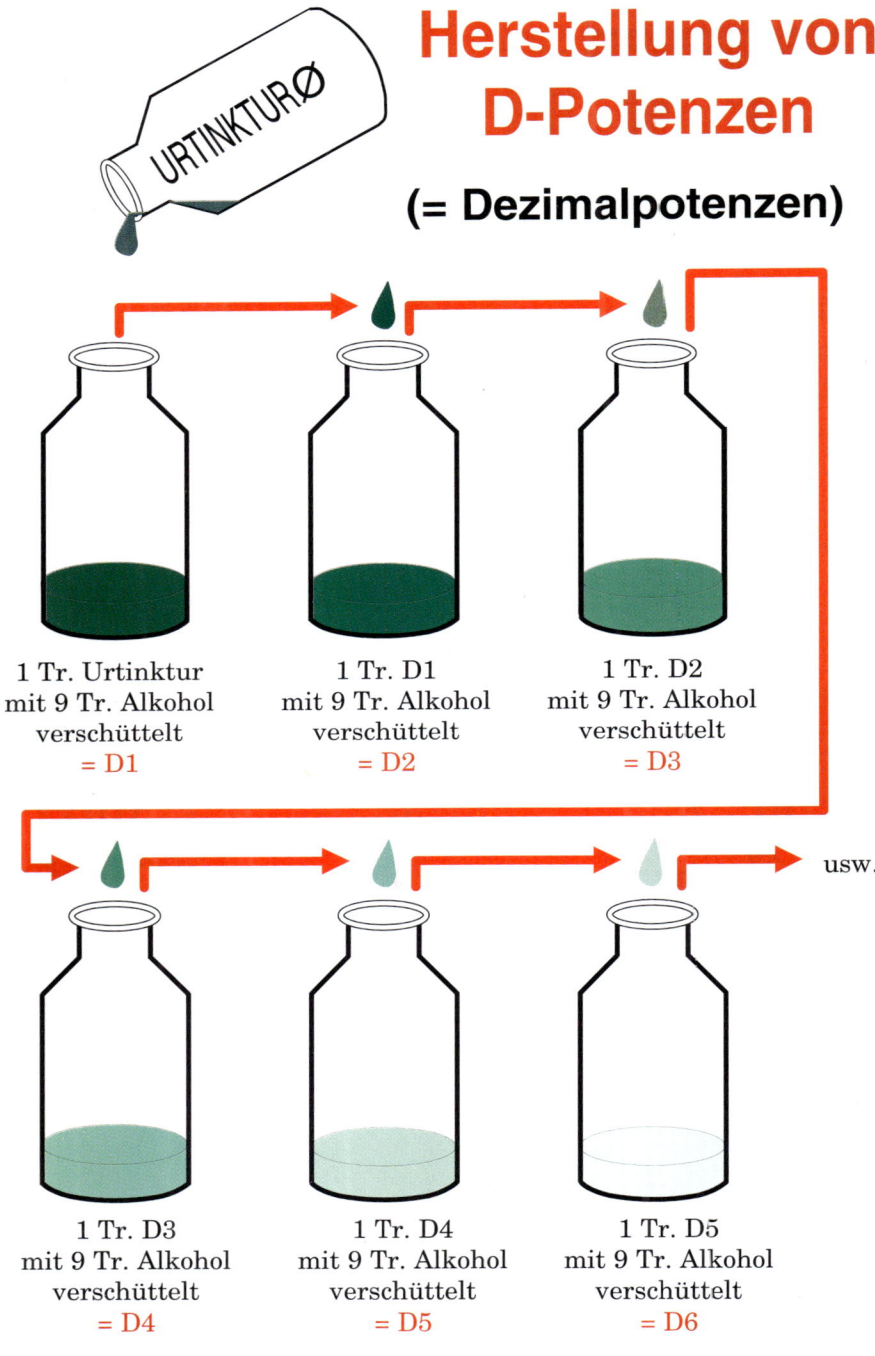

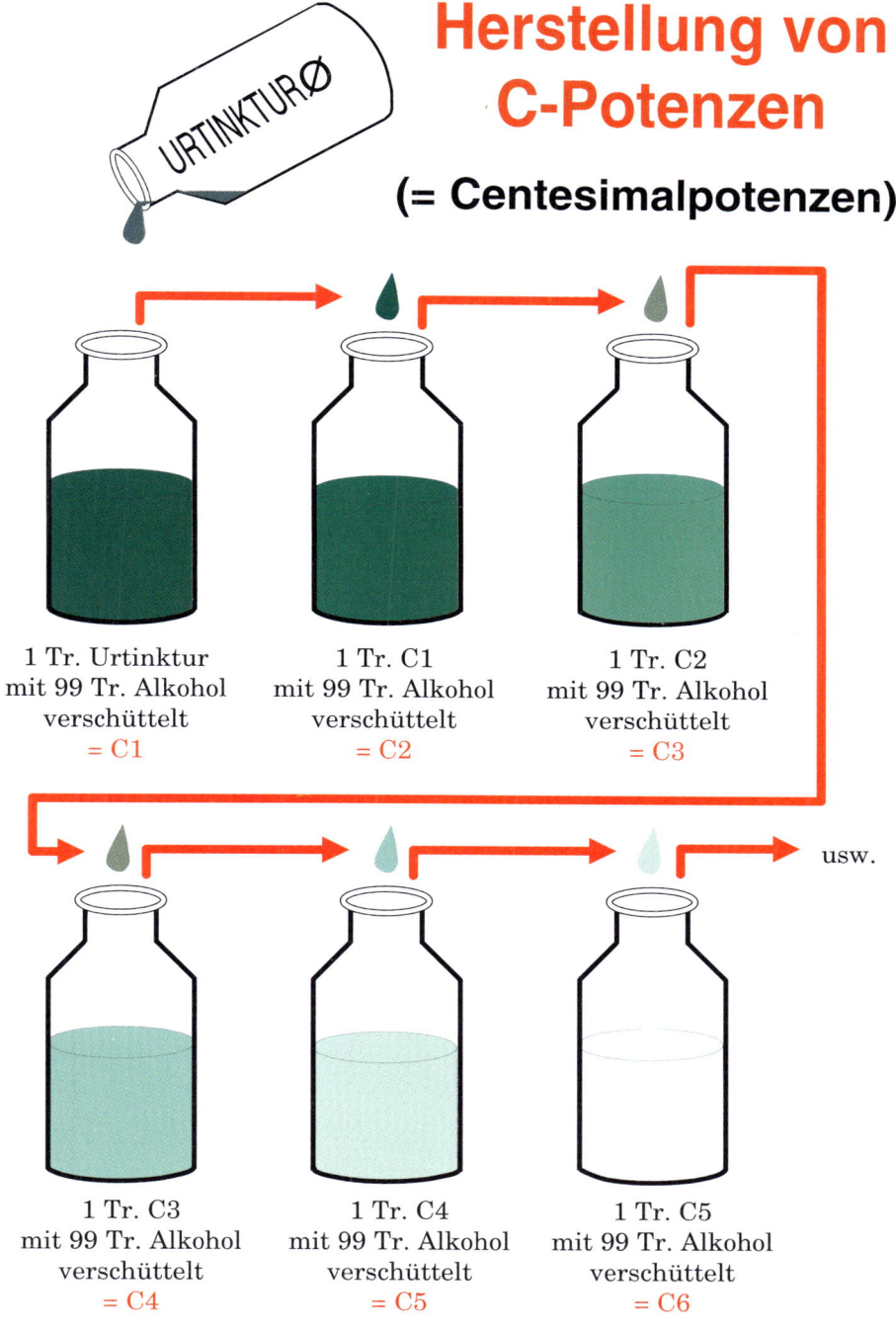

Q - Potenzen (= LM)
(= Quinquagintamille, also 50 000; röm. LM)

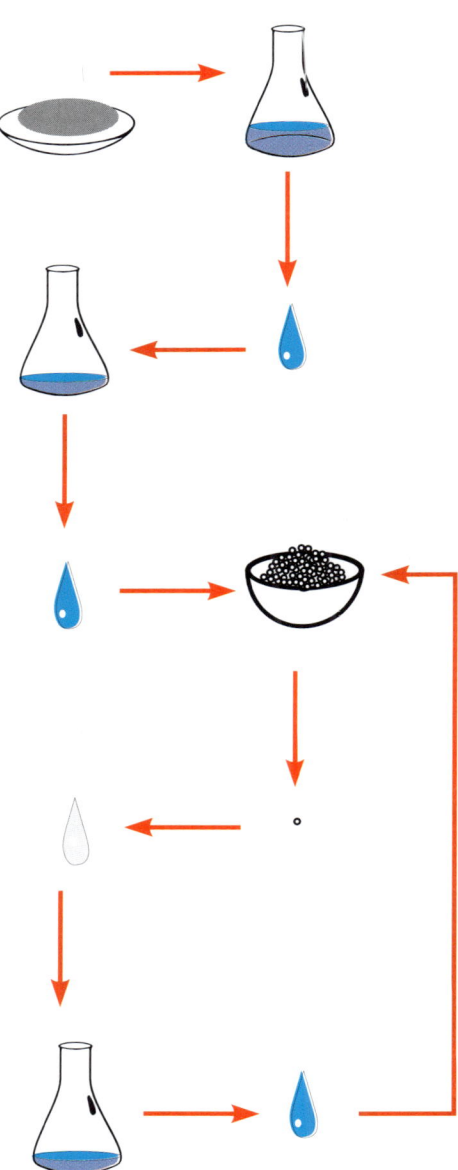

Ausgangsmaterial: C 3 als Verreibung; 60 mg in 500 Tr. Alkohol gelöst.

1 Tr. davon wird mit 100 Tr. Alkohol 100x verschüttelt
= **Q I**.

Mit 1 Tr. davon werden 500 Globuli (Rohrzuckerkügelchen) befeuchtet.

1 Globulus wird in 1 Tr. Wasser aufgelöst und mit 100 Tr. Alkohol 100x verschüttelt
= **Q II**
und so fort.

Korsakoff-Potenzen

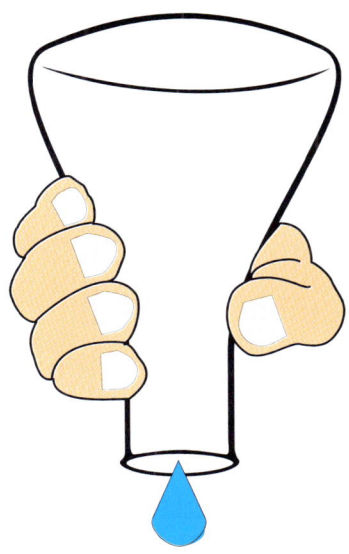

Im Gegensatz zu den Mehrglas-Potenzen, bei deren Herstellung jedesmal ein neues Glas verwendet wird, werden Korsakoff-Potenzen immer mit dem gleichen Glas verschüttelt (Einglas-Methode).

Durch einen kräftigen, abwärts geführten Armschlag wird das Glas geleert; durch die Adhäsion des Glases bleibt durchschnittlich ein Tropfen zurück, der zum Ausgangspunkt für die Potenzierung wird (siehe C- und D-Potenzierung).

Wenn auch die Mehrglasmethode nach *Hahnemann* die genauere ist, so ist die Korsakoffmethode müheloser und kostensparender.

Diese Potenz wird mit K oder nur mit römischen Ziffern (M = 1000, XM = 10 000, LM = 50 000, CM = 100 000) bezeichnet.

Potenzhöhe

Wie hoch werden Arzneien potenziert?

D - Potenzen	von D1 bis D10000
C - oder CH - Potenzen	von C1 bis C10000
Q - oder LM - Potenzen	von LM1 bis LM120
K - Potenzen	von K12 bis (K) CM

Warum werden verschiedene Potenzierungsformen verwendet?

D-Potenzen werden in Deutschland am meisten verwendet, während vor allem in englisch- und romanischsprechenden Ländern C- oder CH-Potenzen üblich sind. In letzter Zeit sind LM-Potenzen, die *Hahnemann* in der 6. Auflage seines „Organon" erwähnt, wieder in Mode gekommen und sind heute als Q-Potenzen auf dem Markt.

Welche Potenzhöhe darf der Laie für welche Störung verwenden?

Regel:

Tiefpotenzen	organische Störungen
mittlere Potenzen	funktionelle Störungen
Hochpotenzen	seelisch-geistige Störungen

Anmerkung: Zur Potenzhöhe siehe „Rezeptieren (= Arzneigabe)"

Übertragung der Arznei auf den Arzneiträger

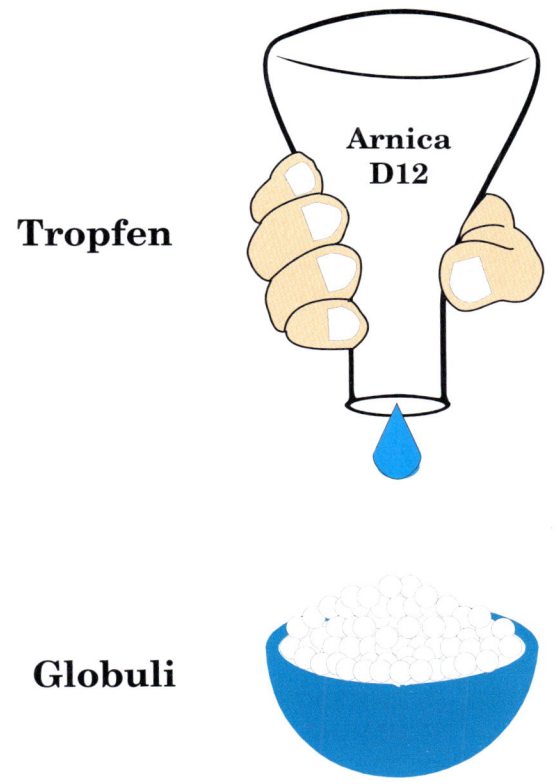

Rohrzuckerkügelchen werden mit einem Tropfen potenzierter Arznei in Dilution (Lösung mit über 60% Alkoholgehalt) befeuchtet und anschließend getrocknet. Dabei wird nicht der Potenzierungsschritt verändert, sondern nur die Verdünnung.

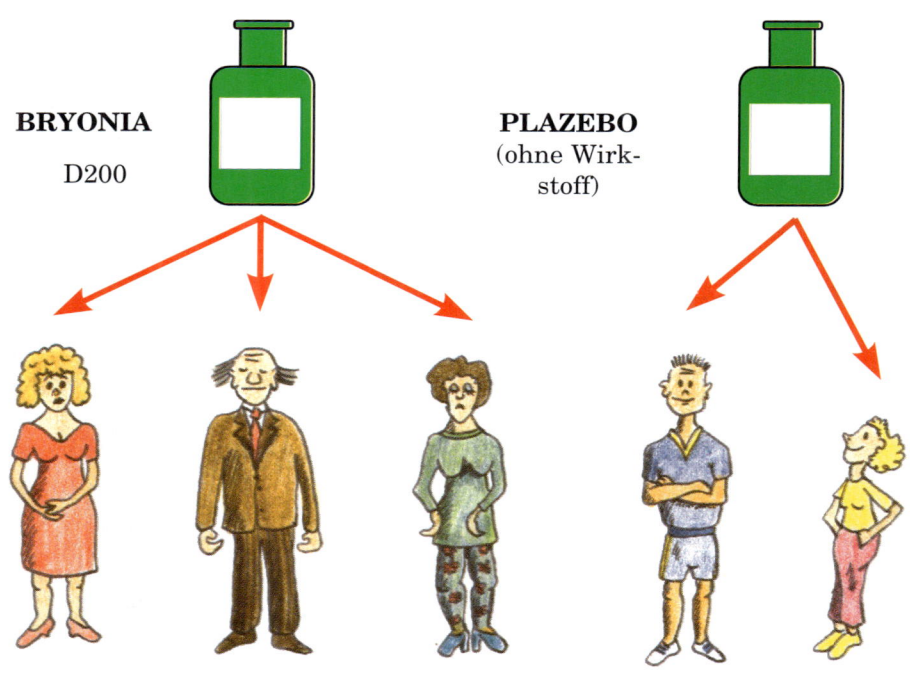

Hahnemann und seine ärztlichen Nachfolger prüften viele natürliche Wirkstoffe an einigermaßen gesunden Menschen und nicht - wie in der Medizin üblich - an Tieren. Aus den Ergebnissen dieser Prüfungen, die auch heute immer wieder neu durchgeführt werden, formt sich ein für jeden Wirkstoff eigenes Bild, das wir **Arzneibild** nennen und das dem Erscheinungsbild des kranken Menschen ähnlich ist.

Die homöopathische Arznei wird durch die **Arzneiprüfung** am Menschen menschengerecht vergleichbar, ihre Einwirkung auf funktionelle Regulationen des Körpers beobachtbar und für die Heilung anwendbar.

Während *Hahnemann* noch vorwiegend in Tiefpotenzen Arzneiprüfungen durchführte und deshalb hauptsächlich körperlich-funktionelle Symptome erhielt, ist heute die Verwendung von Hochpotenzen üblich. Dadurch wird ermöglicht, daß beim Prüfling auch seelisch-geistige Symptome provoziert werden, die zur Erweiterung des Arzneibildes beitragen.

Die Hochpotenz wird dabei häufiger im Laufe des Tages für die Dauer von etwa einer Woche wiederholt, um beim Prüfling einen kräftigen Arzneireiz zu setzen. Andere Prüflinge erhalten lediglich ein Plazebo (= Globuli oder Tropfen ohne Wirkstoff). Dabei weiß weder Prüfer noch Prüfling, ob ein Plazebo oder welche Arznei eingesetzt wird. Einige Wochen lang notieren die Prüfer genauestens, welche Beschwerden, Störungen und Empfindungen von den Prüflingen berichtet werden. Die Veränderungen des Befindens sind nach Absetzen des Prüfstoffes rückläufig und hinterlassen keine dauerhaften Schädigungen. Aus den Notizen der Prüfer ergibt sich dann das erweiterte **Arzneibild**.

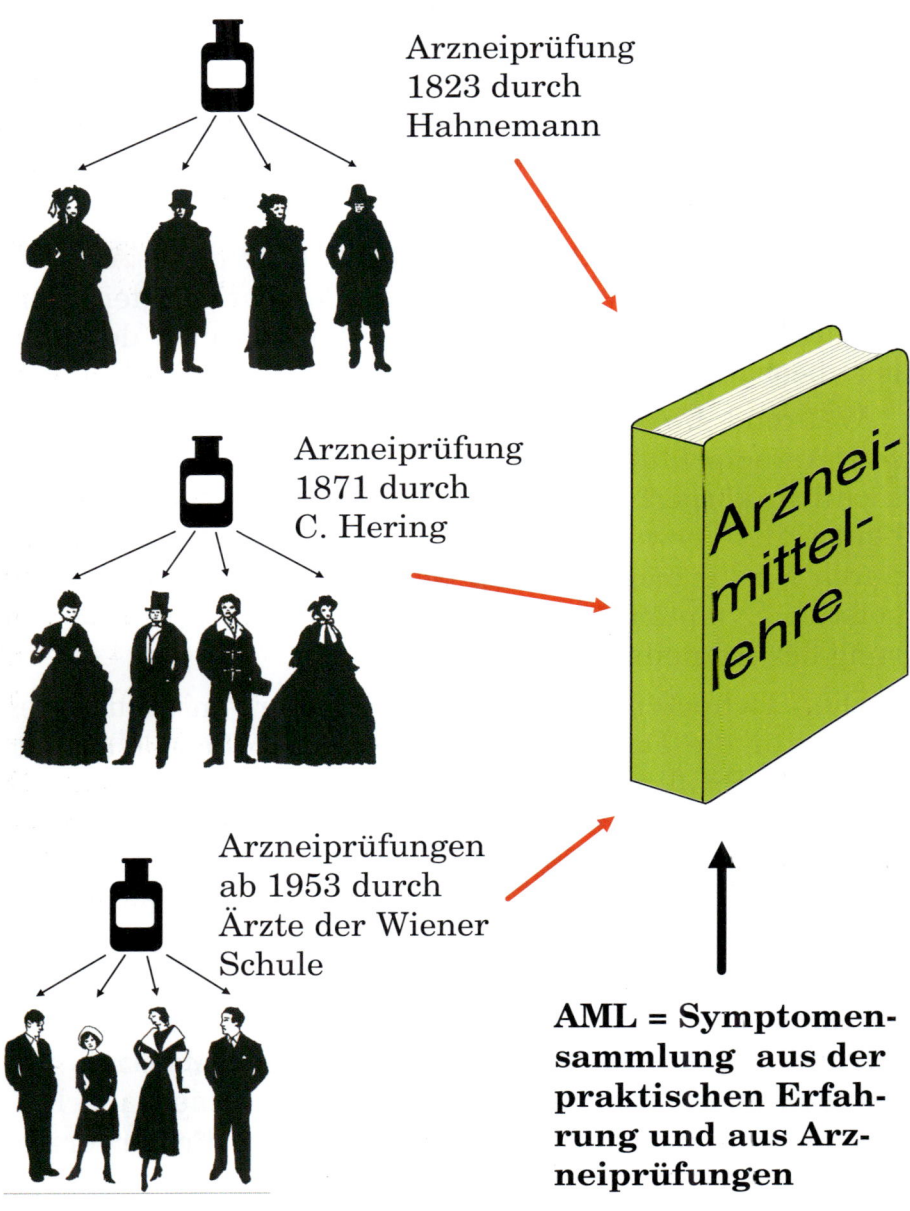

Die weltweit erzielten Ergebnisse von Arzneiprüfungen werden in sog. **Arznei(mittel)lehren** gesammelt. Außer der ersten Materia medica („Reine Arzneimittellehre"), die von *Hahnemann* selbst erstellt wurde und die er später durch die „Chronischen Krankheiten" erweiterte, entstanden bereits zu Beginn des 19. Jahrhunderts umfangreiche Arzneilehren. Das zehnbändige Werk *Herings* „Guiding Symptoms", die „Encyclopedia of Pure Materia Medica" von *Allen* und *Kents* „Arzneimittelbilder", *Clarkes* „A Dictionary of Practical Materia Medica" sind immer noch unverzichtbare Standardwerke.

In neuerer Zeit sind besonders die Arzneimittellehren von *W. Boericke*, *K. Stauffer* und *J. Mezger* zu erwähnen.

Bei der riesigen Symptomenfülle der Arzneimittellehren ist es verständlich, daß man schon früh einen Weg suchte, möglichst zeitsparend die dem Patienten ähnlichste Arznei zu finden. Als erster kam *C. v. Boenninghausen* auf den Gedanken, eine Art Inhaltsverzeichnis oder Index der Arzneimittellehre zu verfassen, **Repertorium** genannt. Das am meisten verwendete Repertorium ist das von *Kent*.

Repertorien können alphabetisch aufgebaut sein, oder - wie das von *Kent* - nach dem Kopf-zu-Fuß-Schema. Die einzelnen Symptome werden mit „Wertigkeiten" versehen (bei *Kent* von 1 bis 3, bei *Boenninghausen* von 1 bis 4), je nach Häufigkeit des Auftretens bei Prüfungen bzw. nach Bestätigung am Krankenbett.

> **Repertorien ersetzen niemals Arzneimittellehren, sondern können nur eine technische Hilfe auf der „Spurensuche" nach der ähnlichsten Arznei sein.**

Repertorium -
„Inhaltsverzeichnis" der AML

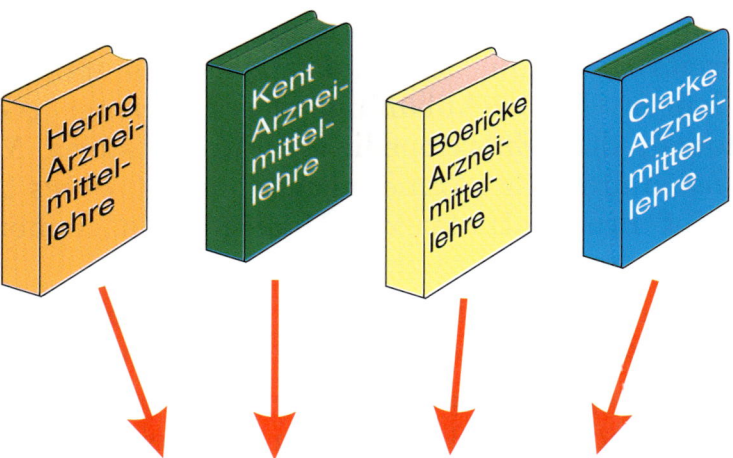

* Auszug aus "Synthesis"

Bewährte Anwendung

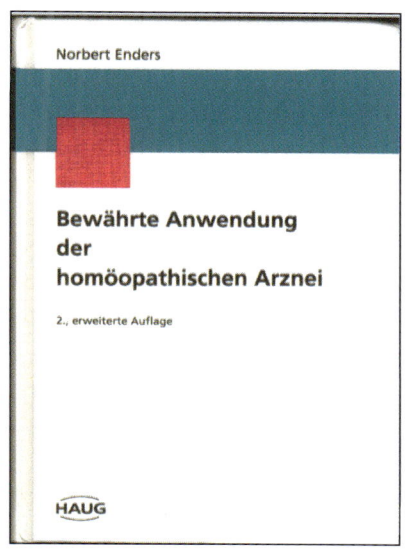

Über zwei Jahrhunderte lang haben sich bestimmte homöopathische Arzneien am Krankenbett bewährt, auch wenn sie nicht vollends der Ganzheitssicht des Kranken und dem Ähnlichkeitsprinzip entsprachen. Sie wurden von Generation zu Generation überliefert.

Hierbei werden Arzneien klinischen Diagnosen und Beschwerden zugeordnet.

Diese „klinische Anwendung" entspricht eher unserer Gesundheitskultur als die Zuordnung einer Arznei zur Ganzheit des kranken Menschen. Damit fällt es dem Anfänger leichter, Arzneien zu erlernen und sie anzuwenden.

Die voraussagbare Sicherheit dieser praktischen Anwendung und ihre organbezogene klinische Bewährtheit erleichtern dem Anfänger den Zugang zur Homöopathie, untermauern sein Vertrauen in ihre Wirksamkeit und machen selbst Fortgeschrittene gelehriger.

Somit ist für den Allgemeinpraktiker, für homöopathische Studienanfänger und für interessierte Laien die „Bewährte Anwendung" der Arznei eine willkommene tägliche Hilfe.

Sie ist einerseits eine Therapiemöglichkeit angesichts des häufigen Therapienotstandes in der täglichen Praxis, andererseits dient sie als aktive Lernhilfe zum Verstehen der Arznei und zum Verständnis des Menschen in seiner Krankheit.

Auch Fortgeschrittenen ist sie unentbehrlich, einerseits zur Vertiefung ihres bisherigen Verständnisses der Arznei, andererseits zur Vertiefung ihres Verstehens der Krankheitsprozesse im Menschen.

Ganz gewiß unentbehrlich ist sie, wenn wir unfähig sind, schöpferisch nachzuvollziehen, was im Leidenden eigentlich vor sich geht. Dann können wir aus der „Kiste der Bewährtheit" schöpfen, die wir immer neben uns stehen haben, deren Inhalt wir gut erlernen und stets gegenwärtig haben sollten. Zu gegebener Zeit finden wir dann die bessere, tiefergreifende Arznei.

Wenn wir bedenken, daß es Ärzte gibt, die sich ausschließlich dieser bewährten Arznei bedienen und auch Erfolge verzeichnen, dann sollten wir ihren Alltagswert schätzen lernen. Denn die Frage ist ja nur, wie tief wir mit einer Arznei in den Heilungsprozeß eingreifen möchten. Eine oberflächliche, körperliche oder gar nur funktionelle Schicht des Erkrankten erreichen wir allemal. Und wenn wir Glück haben, haben wir zufällig besser gewählt und besser geheilt, als wir es ahnen.

Wenn wir von einem solchen Heilerfolg erfahren, dann sind wir eher motiviert, eine Arzneimittellehre zur Hand zu nehmen, um die Prüf- und Erfahrungssymptome der erfolgreichen Arznei zu studieren. Nur so haben wir eine Chance, noch erfahrener zu werden.

KRANKHEIT AUS HOMÖOPATHISCHER SICHT

Gesundheit - Krankheit

Der Mensch in seiner **harmonischen Ordnung** ist gesund.

Gesundheit ist also das ausgewogene körperliche, seelisch-geistige und soziale Gleichgewicht und das subjektive Wohlbefinden der Person *(Dorcsi)*.

Hahnemann nennt dieses „geistartige" Ordnungsprinzip **Lebenskraft**.

Der Mensch in seiner **disharmonischen Unordnung** ist krank.

Krankheit ist also ein Verlust der Dynamik, des Rhythmus, des Taktes, der schöpferischen Ordnung.

Jede Störung drückt sich im seelisch-geistigen Bereich, später auch als körperliches Krankheitssymptom aus. Dieses sichtbare Symptom enthält eine**Botschaft** , die uns mitteilen will, daß im geistig-seelischen Bereich etwas nicht in Ordnung ist, d.h. daß ein anderer Weg in irgendeiner Form eingeschlagen werden muß.

Der körperlichen Krankheit geht also eine geistig-seelische Störung voraus, auf die eine arzneiliche Therapie ausgerichtet sein muß, um auch die Heilung der körperlichen Beschwerden zu erlangen.

Der Mensch in seiner GANZHEIT

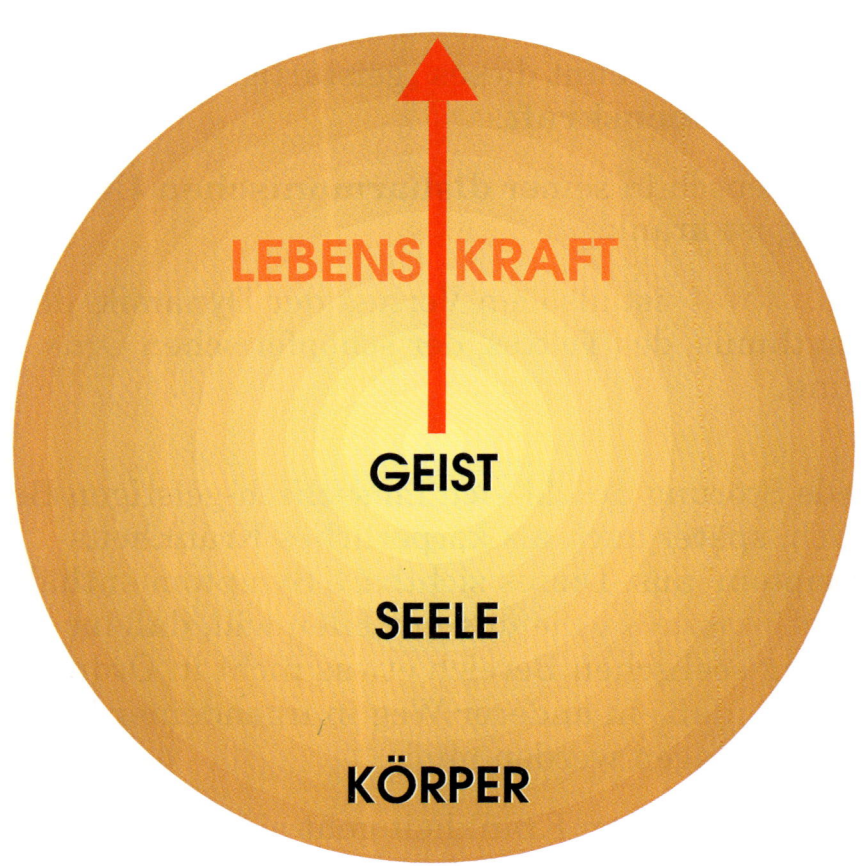

Der Mensch in seiner SPALTUNG

Analyse

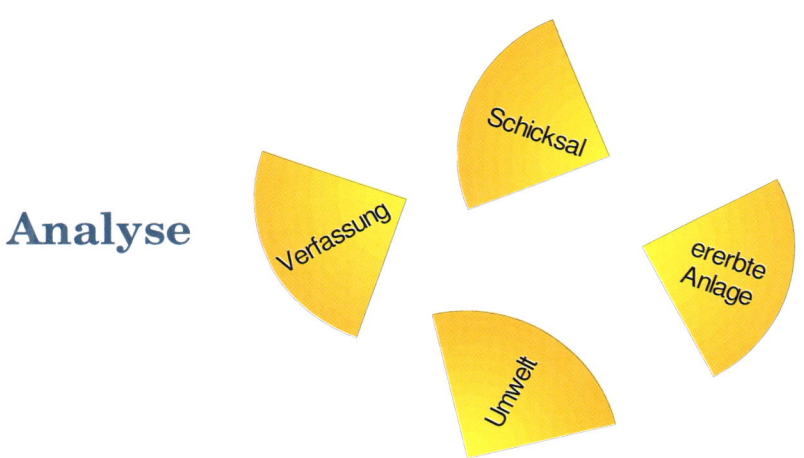

Der Mensch in seinem Verfall, wird zum „Fall", zur Fallanalyse der Medizin.

Er ist „aus seiner Ordnung gefallen", lebt mit sich in zerbrochener Harmonie - er ist krank.

Synthese: der Mensch in Harmonie und Ordnung

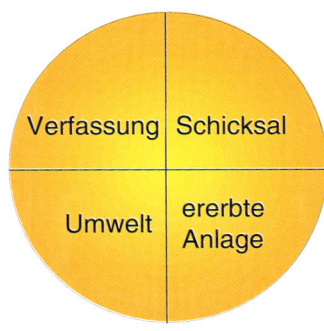

Was ist Lebenskraft?

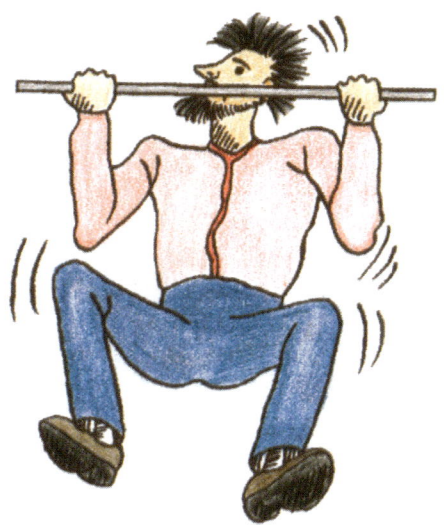

gleiche Zellstruktur - gleiche Moleküle

Worin liegt der Unterschied?

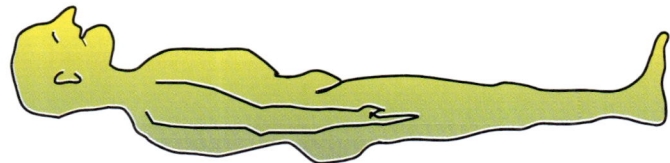

z. B.
- Wachstum, Entwicklung
- Reaktionsfähigkeit
- Bewegung, Fluß, Fließen
- Fortpflanzungsfähigkeit

} **= Lebenskraft**

Lebenskraft ist ...

unsichtbar, ist nur an ihrer Wirkung zu erkennen als

- **Stoffwechsel** (Zerlegung von Stoffen in ihre Bestandteile, Zusammenbau zu komplizierteren Strukturen)
- **Wachstum** (gewonnene Körperbaustoffe werden für Wachstum und Energiegewinnung verwendet)
- **Neubildung und Fortpflanzung** (Zellen und Organismen)
- **Reizbarkeit** (Aufnahme von Reizen und Reaktion darauf)
- **Leitfähigkeit** (der Reiz wird weitergeleitet; Zellen und Organismen reagieren als sinnvolles Ganzes)
- **Beweglichkeit** (innere Bewegung innerhalb der Zellen, äußere Bewegung des Gesamtorganismus)
- **Anpassungsfähigkeit** (Anpassung der Zellen und Organismen an Umwelt und innere Bedürfnisse der Person)

= **gesundes Gleichgewicht des Gesamtorganismus**
= **Wohlbefinden**

Störung der Lebenskraft

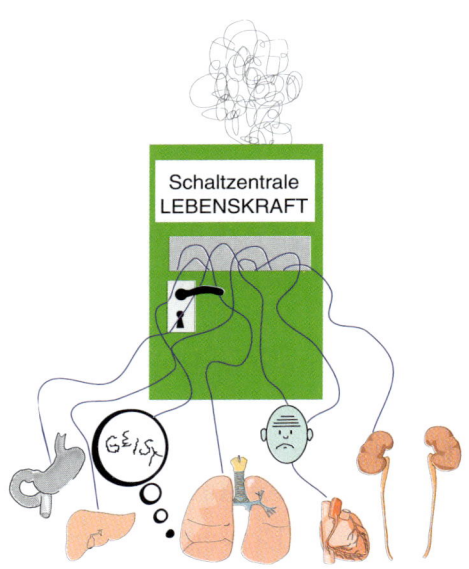

Noch sind die Organe ohne krankhaften Befund, aber die Lebenkraft ist bereits gestört:
rasche Erschöpfbarkeit, geistige Ermüdung, seelische „Durchhänger", leicht kränkbar, reizbar usw.

Es ist wichtig, solche „Verstimmungen" im Menschen ernst zu nehmen. Denn jede Erkrankung beginnt mit einer Störung der Lebenskraft; aber ...

... die Lebenskraft ist mit den Sinnesorganen nicht wahrnehmbar!

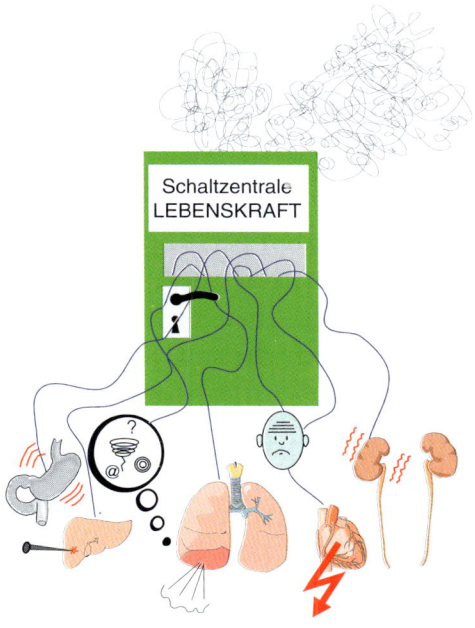

Hier zeigt sich die Verstimmung der Lebenskraft bereits als nachweisbare Erkrankung der Organe und ruft die klinische Medizin auf den Plan, die die „Schaltzentrale" Lebenskraft unberücksichtigt läßt.

Die Korrektur (= Heilungsprozeß) muß daher an der Lebenskraft ansetzen!!!

§ 10 Organon: „Der materielle Organismus, ohne Lebenskraft gedacht, ist keiner Empfindung, keiner Tätigkeit, keiner Selbsterhaltung fähig; nur das immaterielle, den materiellen Organismus im gesunden und kranken Zustande belebende Wesen (das Lebensprinzip, die Lebenskraft) verleiht ihm alle Empfindungen und bewirkt seine Lebensverrichtungen."

§ 11 Organon: „... nur das zu einer solchen Innormalität verstimmte Lebensprinzip kann dem Organismus die widrigen Empfindungen verleihen und ihn so zu regelwidrigen Tätigkeiten bestimmen, die wir Krankheit nennen, denn dieses, an sich unsichtbare und bloß an seinen Wirkungen im Organismus erkennbare Kraftwesen, gibt seine krankhafte Verstimmung nur durch Äußerung von Krankheit in Gefühlen und Tätigkeiten (die einzige, den Sinnen des Beobachters und Heilkünstlers zugekehrte Seite des Organismus), das ist, durch Krankheits-Symptome zu erkennen und kann sich nicht anders zu erkennen geben."

Nun gibt es aber „Krankheits-Symptome", die nur durch Anschauen und Anhören eines Menschen zu erfassen sind. Hier offenbart er, was er mit Worten verschweigt, aber durch sein Aussehen, seine Haltung, sein Verhalten und Benehmen nicht verbergen kann. Darin liegt seine eigentliche Wirklichkeit, die der „Verstimmung der Lebenskraft" *Hahnemanns* entspricht und die der körperlichen Manifestation von krankhaften Symptomen vorauseilt.

Bedeutung von Symptomen

Wenn also Krankheit eine „Verstimmung der Lebenskraft" ist, folgt daraus, daß **Symptome nicht die Krankheit selbst** sind (wie es die Allopathie = Schulmedizin sieht), **sondern nur die Störung der Lebenskraft anzeigen!**

Die Beseitigung von Symptomen (Allopathie!) kann also keine Heilung sein, was Rückfälle und oft Verschlimmerungen des Allgemeinzustandes zeigen:

✦ Magengeschwüre kehren wieder, wenn das (allopathische) Medikament abgesetzt wird;
✦ Polypen, Gallensteine bilden sich nach operativer Entfernung neu;
✦ Infekte, die mit Antibiotika behandelt werden, treten in immer kürzeren Intervallen auf;
✦ Substitutionsbehandlung mit Kalzium, Eisen, Vitaminen etc. heilt nicht die mangelnde Assimilationsfähigkeit des Organismus etc.

> **Die wahre Heilung muß bei der gestörten Lebenskraft ansetzen (durch Homöopathie möglich!); Symptome sind dafür unerläßliche Wegweiser.**

Unterdrückung von Symptomen

Schweiß
- **Deos, Puder**

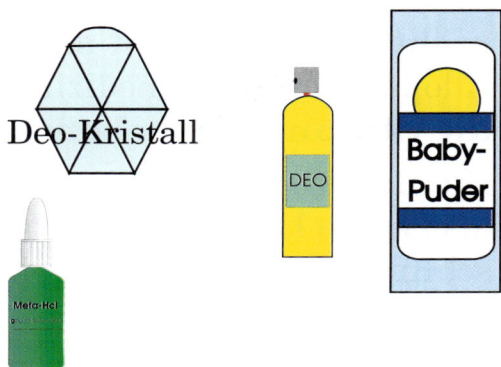

Schnupfen
- **Nasenspray**

Entzündung, Eiterung
- **Antibiotika**

Fieber
- **fiebersenkende Mittel**

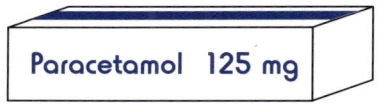

Ekzem
- **Salbe, Cortison**

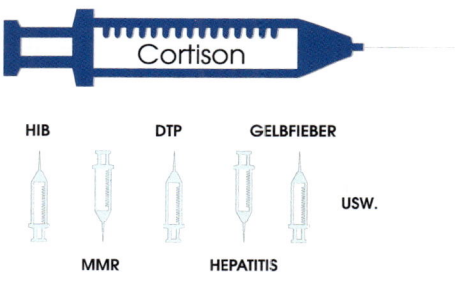

Kinderkrankheiten - Impfungen

Polypen, Mandeln, Krampfadern, Gallen- u. Nierensteine
- **Operationen**

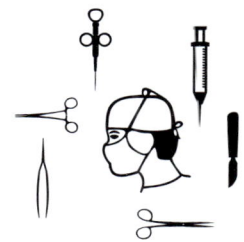

Folgen der Unterdrückung

✦ größere Infektanfälligkeit

✦ mangelhafte Entwicklung (geistig, seelisch, körperlich) bei Kindern

✦ Verlagerung des Krankheitsgeschehens in tiefere, lebenswichtigere Organe. Dadurch entstehen chronische Krankheiten.

	Migräne	Chron.Bronchitis	chron. Entzündungen
Ekzem	Epilepsie	Asthma	Nierenschrumpfung
	Multiple Sklerose		Leberzirrhose
			Kolitis

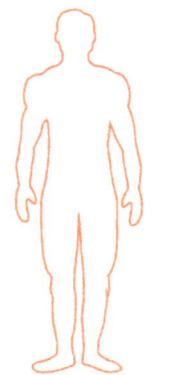 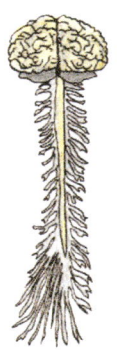 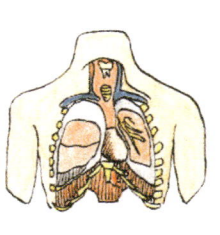 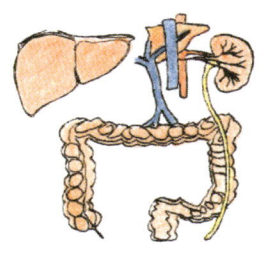

oder allergische Reaktionen auf

Tiere   Nahrungsmittel   Pflanzen

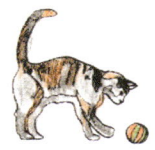   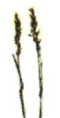    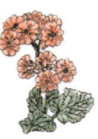

usw.

✦ dadurch Beeinträchtigung der Lebenskraft - Abnahme der Lebensqualität

Symptomenbekämpfung ist keine Heilung

> **Ein Symptom ist nicht die Krankheit, sondern ein**
>
> **WARNSIGNAL!**

Ein Symptom „verschwinden" zu lassen, ist wie das Entfernen der Warnlampe, die fehlendes Motoröl anzeigt!

So steht die **Allopathie** vielen (besonders geistigen, seelischen und funktionellen) Symptomen ratlos gegenüber, weil keine organische Veränderung nachzuweisen ist.

Die **Homöopathie** dagegen benutzt alle Symptome (die geistigen, seelischen und körperlichen), um die ähnlichste Arznei zu finden.

Die Idee, ein einheitliches Ganzes ohne Teilung von Leib und Seele als Spiegel der Arznei zu benutzen, und die Idee, die Arznei menschenbezogen einzusetzen, ist zu wertvoll, um von einer einsichtigen klinischen Medizin und von einsichtigen Ärzten übersehen werden zu können.

Modalitäten

Die Modalitäten beschreiben einerseits das **WIE** der Beschwerden, die Art der Schmerzen, die Einflüsse aus der Umwelt. Zum anderen verdeutlichen sie das **WANN** der Beschwerden, die äußeren oder inneren Umstände, die unsere Leiden verbessern, lindern, besänftigen oder verstärken, verschlimmern.

Hier lernen wir auf einfache Weise, uns selbst zu begegnen, indem wir nichts anderes tun, als das uns Umgebende aufmerksam und bewußt wahrzunehmen: das Wetter, die Zeiten und Gezeiten, die Kühle und Wärme, die Lage und Bewegung, der Lärm und die Ruhe, das Licht und die Finsternis, das Zuhause und Reisen, das Essen und Trinken und bei der Frau die Periode, um nur einige zu nennen. Dadurch schauen wir auch in uns hinein, horchen wir in uns hinein auf das, was diese Einflüsse in uns verändern.

Um aber eine **wesentliche** Modalität zu sein, muß sie unser leidendes Wesen **zutiefst** schmerzlich oder **höchst** erfrischend verändern.

Modalitäten ernst zu nehmen, sie zu begreifen, sie zu verinnerlichen, bedeutet die erste wirkliche Begegnung mit unserem Selbst und mit dem Selbst der anderen. Dabei lernen wir, die Dinge so anzunehmen, wie sie für uns und für den anderen nun mal sind. Sie müssen ja nicht ewig so bleiben.

Symbol: **>** = **Besserung**

< = **Verschlimmerung**

Auslösung

Durch das Anschauen und Anhören eines Menschen erfahren wir das, was er uns verschweigt, aber nicht verbergen kann. Denn seine Wirklichkeit liegt in dem, was er uns nicht mit Worten offenbart.

Die Homöopathie ist eine Behandlung des Anfanges, des Beginnes und der Auslösungen. Bei vielen Beschwerden findet die Schulmedizin keinen entsprechenden organischen Befund und bei vielen Krankheiten nicht die wahre Ursache.

Kummer, Sorge, Ärger, Kränkung, Demütigung, Angst, Heimweh, Nöte und Zwänge stehen häufig am Beginn nicht nur funktioneller oder seelisch-geistiger, sondern auch schwerer organischer Erkrankungen und Störungen wie Herzschwäche, Diabetes, Rheuma, usw.

Dieser Beginn eines Krankheitsprozesses - den wir Auslösung nennen - ist für die homöopathische Arzneiwahl von besonderer Wertigkeit. Denn die **Auslösung** ist ja nichts anderes als die **äußere Entsprechung einer inneren Vorgegebenheit**. Das heißt, ein Mensch, der sich äußerlich häufig und leicht verletzt, ist in Wirklichkeit innerlich häufig und leicht verletzbar. Das ist die Voraussetzung für seine Reaktionsart, für die Anziehung bestimmter Ereignisse und damit für sein Schicksal.

Die Auslösungen sind vom Behandelnden und vom Leidenden leicht erfaßbar und erklärbar. Im allgemeinen genügt die Kenntnis weniger Arzneien, um sie für die auslösenden Bedingungen einer Erkrankung wirkungsvoll einzusetzen und um gleichzeitig eine echte vorbeugende Behandlung zu betreiben.

Konstitution - Verfassung

Jedes Lebewesen ist eine Ganzheit, ein Individuum. Es hat seine ihm eigene Erscheinungsform und Reaktionsart, seine subjektive seelisch-geistige Verfassung, die wir **Konstitution** nennen. Sie setzt sich aus angeborenen und durch Schicksal erworbenen Strukturen zusammen und begegnet uns in der Anpassung des Individuums an seine Umwelt (hier: Reaktion auf die Maus) und in seiner persönlichen Verträglichkeit dieserAnpassung.

Die Frage ist, inwieweit wir unsere der Umwelt sich anpassende Rolle spielen wollen, können, müssen oder dürfen. Denn sollte diese äußere Anpassung nicht annähernd unserer inneren Wirklichkeit nahekommen, dann werden wir sehr krank.

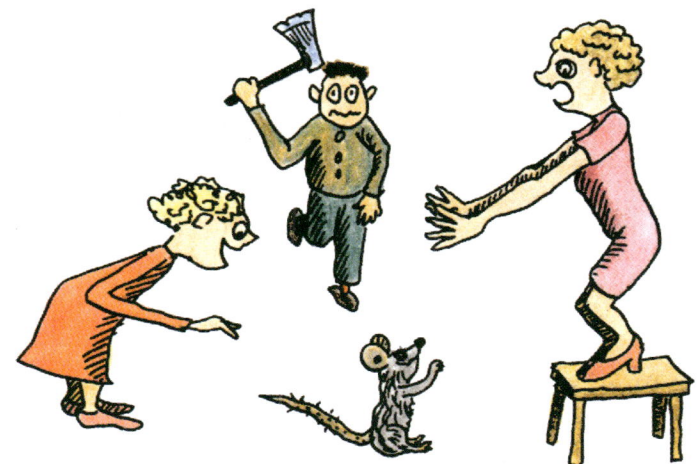

Aussehen, Haltung und Verhalten, Ausstrahlung, Mimik und Gestik, Sprache und Stimme, Weinen und Lachen sind keine kontrollierbaren Willensäußerungen, sondern spontane Spiegelungen der inneren Verfassung. Sie formen die „Körpersprache" als Instrumentarium der Seele.

Es kann daher nicht gleichgültig sein, welche Konstitution ein Mensch hat: ob er rasch oder träge, heftig oder schwach, nur kurz oder anhaltend reagiert. Und dazu ist es ebenso wichtig, ob er warm oder kalt, hitzig oder frostig, trocken oder feucht, ruhig oder unruhig, hungrig oder appetitlos, durstig oder durstlos usw. ist.

Für die Voraussage über den Verlauf einer Krankheit oder die Therapie ist die Berücksichtigung besonders der **geistig-seelischen Verfassung** wichtig: froh oder traurig, gesellig oder verschlossen, fleißig oder faul, oberflächlich oder gewissenhaft, schlampig oder genau, selbstsüchtig oder selbstlos.

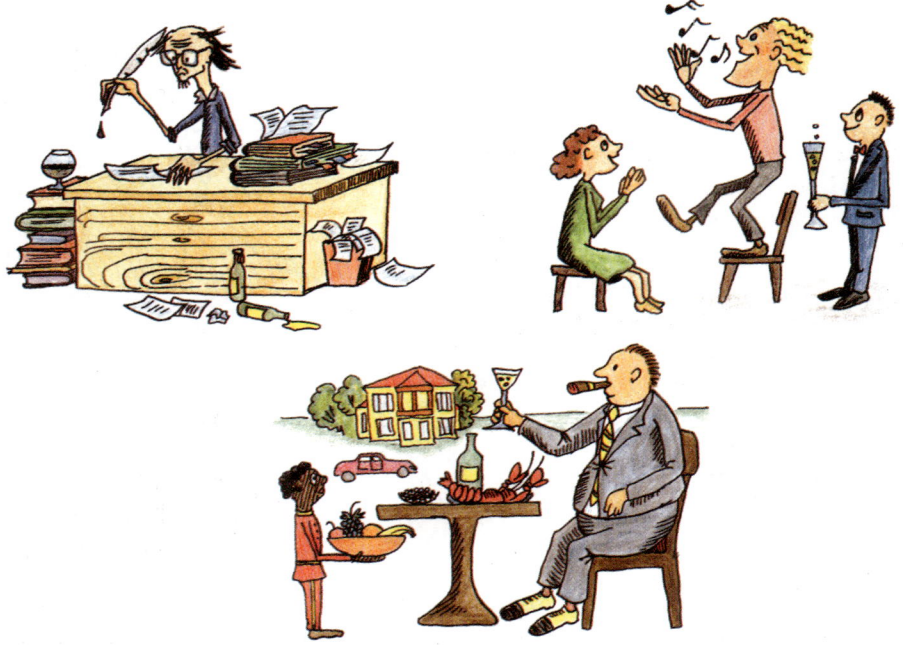

Noch tiefer in die Schichten einer Person führt uns das Wissen um **Miasma** und **Diathesen,** zu dem *Hahnemann* den Grund gelegt hat und das von seinen Nachfolgern weiter erforscht und vertieft wird.

Miasma

chronische Grunderkrankung

Hahnemann bemerkte im Laufe seiner Praxis, daß gut behandelte Krankheitserscheinungen in unregelmäßigen Abständen wieder auftauchten.

Er folgerte daraus, daß sie nur Ausdruck einer chronischen Grunderkrankung sind, die allen sichtbaren krankhaften Erscheinungen zugrunde liegen muß.

Diese chronische Grunderkrankung nannte er, als starres unbeeinflußbares Element menschlicher Unvollkommenheit, **Miasma**. Das arzneilich beeinflußbare Element dieser krankmachenden Grundlage nannte er **Psora**.

Fieber mit trockenen Schleimhäuten und dampfender Haut -
Belladonna hilft

Durchfall mit spritzenden Stühlen und Unsicherheit des Anus -
Aloe hilft

Grippe mit Lähmigkeit, Zittern, Hinterkopfschmerzen und Durstlosigkeit -
Gelsemium hilft

Somit kann die homöopathische Behandlung immer nur kurzzeitige Erfolge erzielen, wenn sie sich bei der Arzneiwahl auf die akuten Symptome beschränkt.

Erst wenn der gesamte Mensch mit geistigen, seelischen und körperlichen Symptomen, mit seiner individuellen Geschichte und der Geschichte seiner Vorfahren berücksichtigt wird, ist eine heilende Beeinflussung der chronischen Grunderkrankung möglich.

PSORA - „Erbsünde"

Während der paradiesischen Vollkommenheit unseres Daseins - wie als Ungeborenes im Mutterleib - gibt es weder Bewußtsein noch Wertung der Dinge, sondern nur die Beachtung von Schöpfungsgesetzen.

Durch die **Mißachtung** der Schöpfungsgesetze entstand Bewußtsein und damit Verstand und Wille. Mit Hilfe des Denkens und Wollens soll der göttliche Auftrag ausgeführt werden, die Vollkommenheit des Seins wiederzufinden, die begonnene Schöpfung zu vollenden. Dieser schöpferische Auftrag wird mißverstanden; Denken und Wollen zur Wissensansammlung, zur bloßen Intellektualität mißachtet und zum materiellen Selbstzweck mißbraucht. Nun sind wir ausgesetzt, verlassen, von Urangst ergriffen.

Der Mensch sondert sich vom Schöpfer, von dessen Schöpfung, vom Mitmenschen, von der Natur ab und trägt diese Spaltung als Urangst, als Verlassenheit, als Einsamkeit, als Erbsünde in sich.

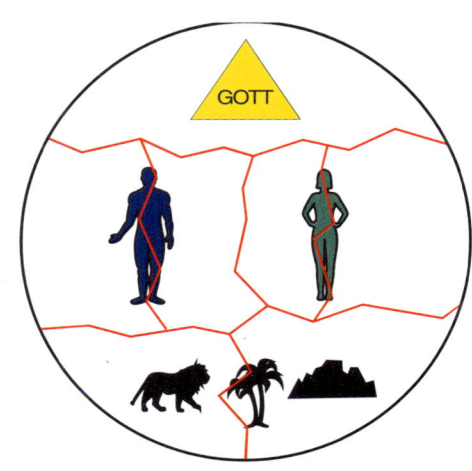

Aus homöopathischer Sicht entspricht dieses Geschehen der **Psora**.

Da die Psora vererbt wird, kommt heute jedes Neugeborene mit diesem Miasma zur Welt. Sie bestimmt das Maß seiner Unvollkommenheit.

Die Besänftigung der Psora - als ständig zugrunde liegender krankmachender Impuls - ist gleichbedeutend mit der Rückführung des Menschen zu seinem ursprünglichen Daseinsauftrag: die Wiedererlangung seiner Gesundheit, seiner Vollkommenheit, seines Heiles.

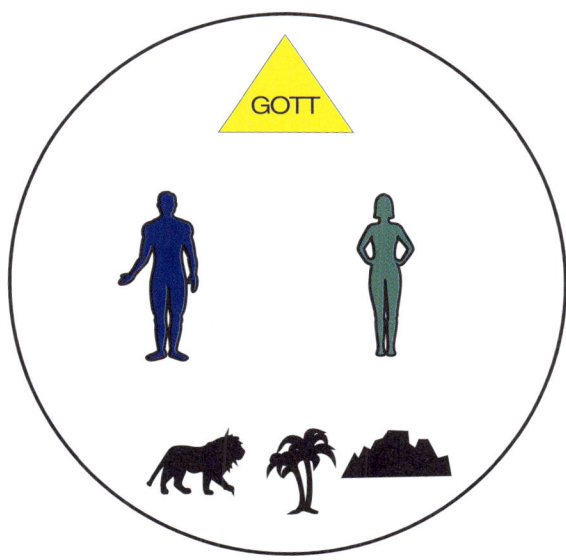

Die Homöopathie begleitet uns auf diesem Weg, wenn wir für jeden Menschen eine Arznei wählen, die seinen grundlegenden Verlust, seine Angst, seine verborgenen Sehnsüchte nach Geborgenheit beinhaltet. Aber auch gleichermaßen eine Arznei, die seine akuten sichtbaren Krankheitserscheinungen einbezieht.

Psorische Vererbung

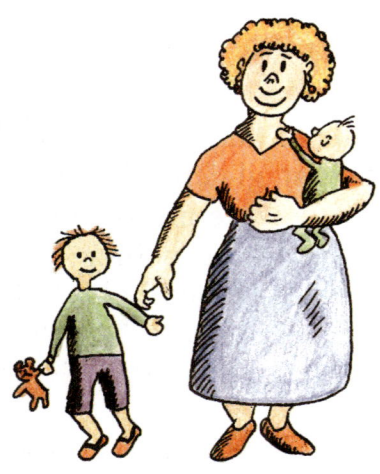

z.B. **Calcium carbonicum**:
Schwaches Gewebe, schwache Verdauung, leicht schwitzend, frostig, erkältlich, allergisch, ekzematös.

Gehemmt, scheu, ängstlich, verlangsamt.

Rasch körperlich und geistig erschöpft.

Charakteristisch für das psorische Geschehen ist das „Zuwenig" (Unterfunktion):

Ängstlichkeit, Unzulänglichkeit, Schwächlichkeit und Spärlichkeit sowie Minderwertigkeitsgefühle, Schüchternheit und **Hemmungen** herrschen bei diesen Menschen vor. Die „Urbangnis" des Soseins wird in ihnen bewußt erlebt, vor allem im Verlust von Heim, Zuhause und Geborgenheit. Die Sehnsucht danach erhält sie am Leben, die Verzweiflung führt sie zum Tod.

Der Schmerzcharakter leiblicher Beschwerden ist **drückend**, ähnlich wie das Leben, das dem Betreffenden wie eine Bürde auf den Schultern lastet.

Die zugehörige Erbnosode nennen wir

Psorinum

Diathese - Anlage

„ererbte Unvollkommenheit"

Hahnemann und seine Nachfolger erkannten, daß die chronische Grunderkrankung **Psora** nicht das einzige Hindernis für einen Heilungsprozeß darstellt. Die Folgen von **Tuberkulose**, **Gonorrhö** und **Syphilis** belasten ebenso die Lebenskraft über Generationen hinweg. Diese erbliche Belastung durch unsere Vorfahren erklärt unsere Bereitschaft zu bestimmten Krankheitsgruppen, welche wiederum von einer unterschiedlichen Umweltbelastung und Schicksalserfahrung geprägt wird.

Diese Ausformungen unserer Gesundheitsbeeinträchtigung nennen wir **Diathesen**. Sie unterscheiden sich von der **Psora** dadurch, daß sie durch **Ansteckung** erworben und weitergegeben werden. Wir unterteilen sie in

- **tuberkulinisch** (Tuberkulinie, „Pseudo-Psora", lymphatisch)
- **lithämisch** (Lithämie, Sykose, sykotisch, gonorrhoisch)
- **luetisch** (Syphilinie, luesinisch, destruktiv)

Das Wissen um diese Diathesen ist für die ganzheitliche homöopathische Behandlung sehr bedeutungsvoll. Denn sie bestimmen, inwieweit unsere vorgegebene Krankhaftigkeit, unsere angeborene Unvollkommenheit leiblich als Kranksein offenbar wird. Sie sind die eigentliche Auslösung, die tiefste Ursache unserer kränkelnden **Verfassung**.

Tuberkulinische Diathese

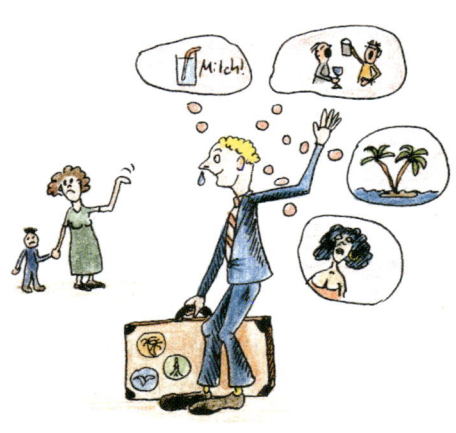

z.B. **Phosphorus**:

Blaß, schlank, zart, empfindlich, rasch erschöpft, rasch erholt; Trichterbrust.

Liebt Gesellschaft, ist liebenswert und liebesbedürftig, unruhig und erregt, liebt Abwechslung, Reisen.

Blühende Phantasie, kreativer Intellekt, mangelnde Konzentration.

Die Tuberkulinie ist eine Mischung aus **psorischen** und **luetischen** Elementen. Ihre Wesentlichkeit liegt im steten Verlangen nach Wechsel (Beruf, Job, Ort, Freunde, Partner, Nahrung, Getränke, usw.). Die wechselhaften Verlangen und Abneigungen des kranken Menschen gegenüber Fett und Milch, die sich abwechselnden **wandernden** Schmerzen zeigen die Wechselhaftigkeit des Geistes und Gemütes auch im Körperlichen.

Dem unwiderstehlichen Liebreiz (psorisch) stehen Aggressivität und Überaktivität, Hinterlist, Verächtlichkeit und sein Haß als zerstörerische Elemente (luetisch) gegenüber.

Die körperliche Schwäche zeigt sich in anfälligen Atemwegen: Krupp, chronische Bronchitis, Lungenentzündung. Die zugehörige Erbnosode ist

Tuberculinum bovinum

Lithämische Diathese

z.B. **Thuja**:

Wucherungen jeder Art (Warzen, Polypen, Tumore, Blähbauch, Stauungen, usw.). Typische „Wohlstandskrankheiten".

Überschätzt sich selbst, höflich, stolz, eitel.

Aufgeblähter Geist, handelt überstürzt, extravertiert.

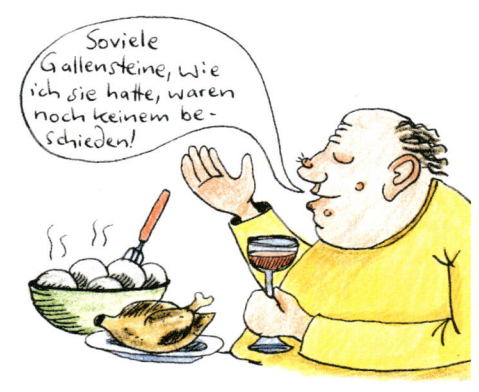

Charakteristisch für das lithämische Geschehen ist das **„Zuviel"** (Überfunktion):

Alles an diesem Menschen ist stark, übertrieben und verkrampft; seine Schmerzen sind **hämmernd**.

Geistig-seelisch überbieten sich Selbstüberschätzung, Gefühlsausbrüche und Prahlerei, ebenso das Bedürfnis zum Verbergen und Verschweigen, um einen guten Eindruck zu hinterlassen. Hastig und geschäftig, doch häufig planlos und ziellos, drängt er sich anderen Menschen auf. Aber nicht das gesellige Miteinander (wie beim Psoriker und Tuberkuliniker), sondern das **Nebeneinander** steht dabei im Vordergrund.

Genauso aufdringlich ist auch seine Kleider-, Möbel- und Autowahl: grelle Farben und übertriebene Formen. Die zugehörige Erbnosode ist

Medorrhinum

Luetische Diathese

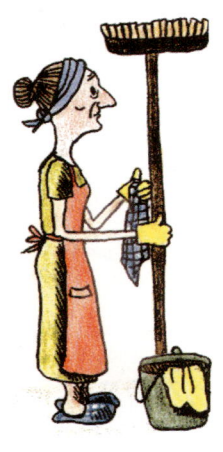

z.B. **Arsenicum album**:

Feingliedrig, starr, blaß, beherrschend, pedantisch, geizig; wie aus dem Ei gepellt, feines Benehmen, genießerisch.

Ängstlich, ruhelos, getrieben, panisch; Putzwut, Waschzwang, Ordnungsrituale.

Frostig, trocken, durstlos, Durchfälle, brennende Schmerzen, Wärme bessert alles.

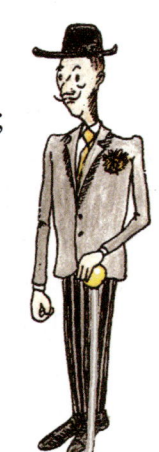

Charakteristisch beim luetischen Geschehen ist das „**Destruktive**", das Degenerative, das Zerstörerische. Daraus leiten sich gleichermaßen schöpferische Impulse ab, die sich in phantasiereichen, künstlerischen Ausdrucksformen verwirklichen können. Neues entsteht nur durch Zerstörung des Alten.

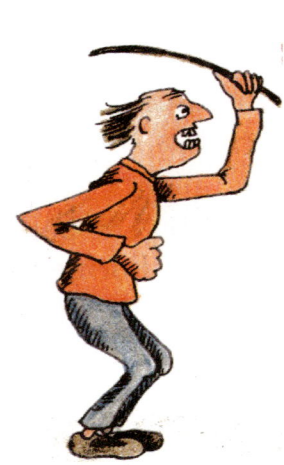

z.B. **Acidum fluoricum**:

Hektisch gerötet, kräftig aktiv, treibt sich und andere; morgens euphorisch, abends verzweifelt; später starr und verkalkt; läppisches, rührseliges, klebriges Geschwätz, nervig, aufdringlich. Degenerative Gefäßprozesse.

Immer stärker werden Schuldgefühle und Ängste treiben ihn zu Alkohol und Betäubungsmitteln.

Die zerstörerischen Vorgänge im Körperlichen richten sich beim Luetiker gegen Blut, Nerven, Gewebe und Knochen; im Geistigen zersetzt er sich und andere durch seine Wut und panischen Ängste. Mit beißendem Sarkasmus gibt er seinem Mißtrauen, seinem Haß, seiner Feindseligkeit, seinen Mordgelüsten und Gotteslästerungen Ausdruck, bis er in gottes- und menschenfeindlicher Einsamkeit verzweifelnd vergeht.

z.B. **Aurum**:

Erfolgreicher, kräftiger, untersetzter Unternehmer mit Bluthochdruck, Herzschwäche, Leberstau.

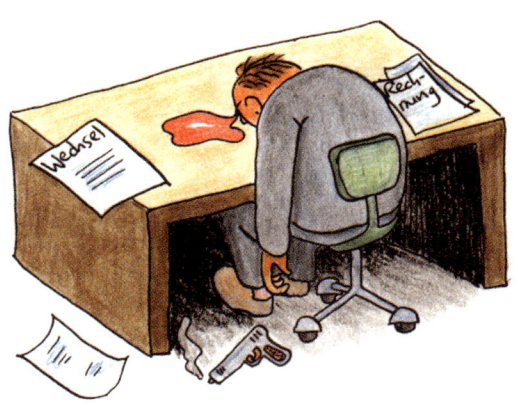

Herrscht rücksichtslos als geldgieriger Machtmensch, später enttäuscht, einsam, verachtet, verlassen.

Schuldgefühle, depressive Gleichgültigkeit, verkalkt, verzweifelt, lebensmüde.

Der Schmerzcharakter ist reißend, tief schabend und **bohrend**. Alles verschlimmert sich **nachts**, durch Wärme, nach dem Schlaf und nach dem Essen.

Die zugehörige Erbnosode ist

Luesinum

Was sind Nosoden?

Während *Hahnemann* selbst die aus menschlichen und tierischen Krankheitsstoffen gewonnenen Nosoden recht zwiespältig beurteilte - da nicht „Gleiches mit Gleichem" (Isotherapie), sondern „Ähnliches mit Ähnlichem" geheilt werden sollte - werden sie heute bei chronischen Krankheiten häufiger eingesetzt.

Vor allem spielen die **„Erbnosoden"** eine gewichtige Rolle

- **Psorinum** (Inhalt von Krätzebläschen)
- **Tuberculinum bovinum** (Rindertuberkelbazillen)
- **Medorrhinum** (Eiter des Trippers / der Gonorrhö)
- **Luesinum** (Serum syphilitischer Schankerbeulen)
- **Carcinosinum** oder **Cancerinum** (Zellen menschlicher Krebsgewebe)

Alle Erbnosoden werden in der Regel nach dem Ähnlichkeitsprinzip verordnet, da uns inzwischen gut geprüfte Arzneibilder zur Verfügung stehen. Eine Ausnahme bildet die „Eugenische Kur" nach *Voisin*, die in der Schwangerschaft und bei Neugeborenen von manchen Homöopathen empfohlen wird, um vorbeugend störende Faktoren in der Anlage der werdenden Mutter und des werdenden Kindes zu besänftigen.

Zur Behandlung von **Impfschäden** oder nach durchgemachter Infektionskrankheit benutzen wir die entsprechenden Nosoden, z.B. Pertussinum - Keuchhustennosode, Scarlatinum - Scharlachnosode, Variolinum - Pockennosode, Influenzinum - Grippenosode usw.

Terrainveränderung

Wir verstehen jetzt, daß eine geschwächte Verfassung sozusagen das „Terrain" ist, auf dem sich Krankheiten entwickeln können. Folglich muß eine dauerhafte Heilung auf „Terrainveränderung" abzielen, weil hier die wahre Ursache der Erkrankung liegt.

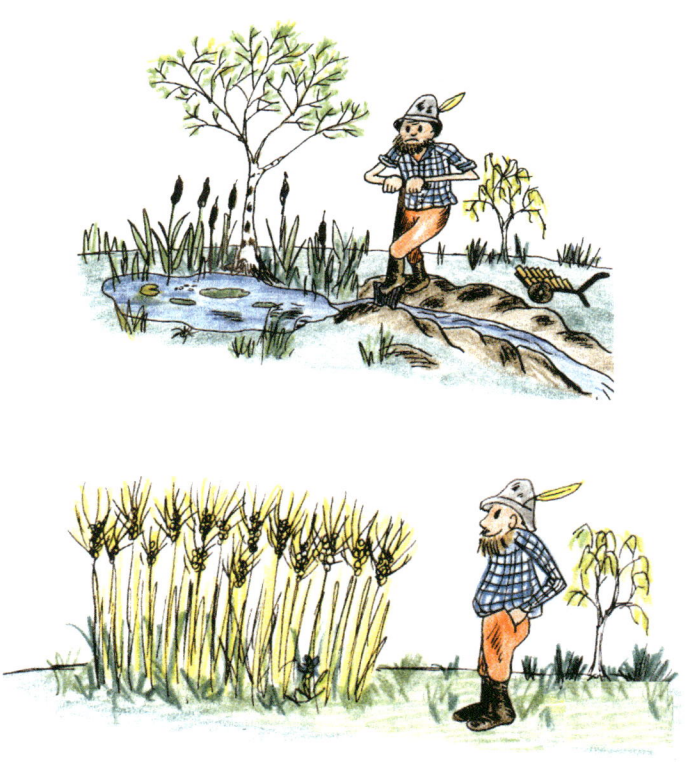

„Krankheitserreger" sind also nicht die eigentliche Ursache einer Erkrankung, sondern zeigen nur eine geschwächte Verfassung an; Erreger zu bekämpfen, ohne das Terrain zu verändern, kann zu keiner wirklichen Heilung führen.

HEILUNG AUS HOMÖOPATHISCHER SICHT

Heilung muß an der Lebenskraft ansetzen!

Wenn Krankheit eine Verstimmung der (immateriellen, „geistartigen") Lebenskraft ist, muß auch die Heilung bei der gestörten Lebenskraft ansetzen.

Hahnemann schreibt den homöopathischen Arzneien die Fähigkeit zu, eine etwas stärkere, ähnliche, **künstliche Krankheit** erzeugen zu können, welche die **natürliche, schwächere Krankheit auslöschen** kann.

Der Arzneireiz setzt am Angriffspunkt der Arzneistoffe an und wirkt über das jeweilige Organ, über das System und über feine Regelkreise auf die Ganzheit des Menschen und damit auch auf das Seelisch-Geistige.

Durch die Potenzierung enthalten die homöopathischen Arzneien die Informationen, Schwingungen und Impulse, die im kranken Menschen einen Reiz in Gang setzen, der ihn zur Selbstheilung befähigt.

> **Das Krankheitsbild (Gesamtheit der Symptome) muß dem Arzneibild (Gesamtheit der Arzneiwirkung) entsprechen - dann kann die Lebenskraft heilen!**

Individualisierung statt klinischer Diagnosen

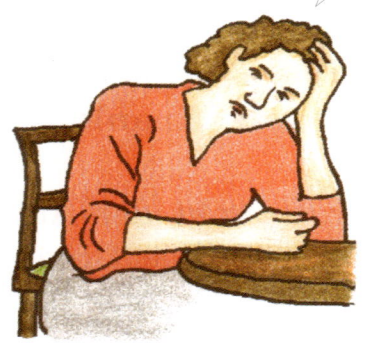

Ich habe schreckliche Kopfschmerzen; ich hab schon alles versucht - ich werde wohl damit leben müssen!

Zur Arzneifindung tragen Krankheitsnamen oder ungenaue Angaben nichts bei; erst durch zunehmende **Differenzierung** (Unterscheidung) wird eine Zuordnung zur heilenden Arznei möglich (Entscheidung)!

Um ein umfassendes Bild vom kranken Menschen zu erhalten, darf der Patient berichten ...

◆ was er empfindet,
◆ wie er sich fühlt,
◆ was er mag - was er nicht mag,
◆ was er verlangt - was er ablehnt,
◆ wann er sich besser oder schlechter fühlt ...

Jede Einzelheit ist für den Homöopathen wichtig, um die ähnlichste Arznei zu finden.

Symptom Kopfschmerz

WO?
Stirn
Augen
Hinterkopf
Schläfen
linke oder rechte Seite
die Seite wechselnd...

WANN?
morgens
nach dem Essen
am Wochenende
zur Zeit der Periode...

WODURCH VERURSACHT?
Fasten
Überessen
Kummer
Ärger
Überanstrengung
Sonnenbestrahlung...

GESAMT-EINDRUCK?
Aussehen
Miasma
Diathese...

WOHIN ?
vom Nacken zu den Augen
den Nerv entlang
in alle Richtungen ausstrahlend...

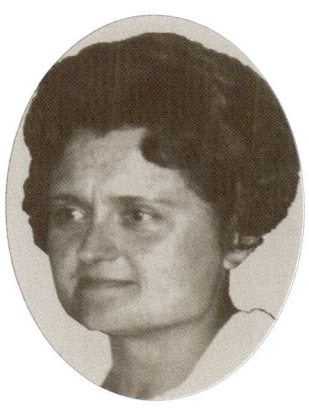

WAS ZUGLEICH?
Übelkeit
Nasenbluten
Gliederschmerzen
Durchfall
Sehstörungen
Geruchsverlust
Schwindel
Hautjucken
Herzklopfen...

WIE UND WAS?
reißender Schmerz
brennend
drückend
stechend...

WODURCH SCHLECHTER?
im Freien
beim Liegen
bei Bewegung...

WODURCH BESSER?
in Ruhe
bei Bewegung
beim Liegen
im Freien
beim Essen
kalte Auflagen...

SEELISCHES BEFINDEN?
gelassen, ruhig
ängstlich
will allein sein
braucht Nähe
weinerlich
depressiv
gereizt...

Symptom Fieber

Was der Allopath „verwertet"

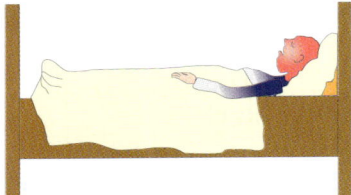

Fieber
Kopfschmerzen
Gliederschmerzen
rascher Puls

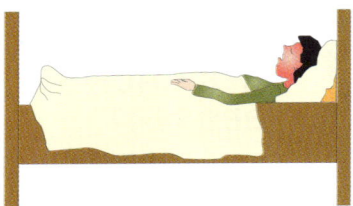

Fieber
Kopfschmerzen
Ohrenschmerzen
geröteter Gehörgang

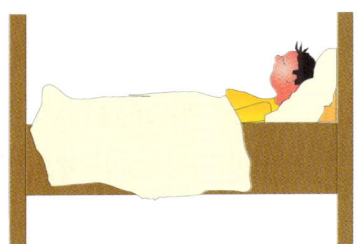

Fieber, Bauchschmerzen, Ohrentzündung, Rachen rot, Kopfschmerzen, Delirium

Was der Homöopath beachtet

Bryonia

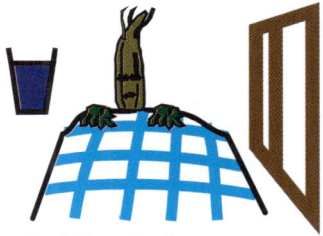

stechende Kopfschmerzen zum Zerspringen, muß ganz ruhig liegen, großer Durst nach großen Mengen ...

Pulsatilla

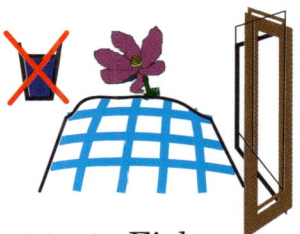

kein Durst trotz Fieber, weinerlich, braucht frische Luft und Gesellschaft, wechselnde Symptome...

Belladonna

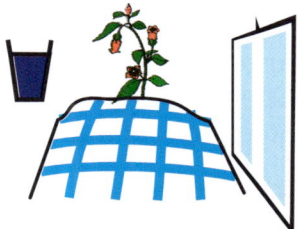

Durst, dampfende Hitze, Röte des Gesichts, geweitete Pupillen, sehr erschütterungsempfindlich

Vollständiges Symptom

LOKALISATION / AUSSEHEN / AUSSCHEIDUNG
(Wo / Wie ?)

EMPFINDUNG / AUSDEHNUNG
(Wie / Wohin?)

MODALITÄT
(Wann / Wodurch besser / Wodurch schlechter?)

AUSLÖSUNG
(Wann / Wodurch?)

BEGLEITSYMPTOME
(Was gleichzeitig?)

Notwendige Fragen nach:

WO (Ort, Ausdehnung, Aussehen)

WIE (Empfindung, Ausscheidung)

WANN (Beginn, Auslösung, Umstände)

Unsinnige Fragen nach:

WARUM ist das so, **WIESO** gerade ich, **WOHER** kommt das, **WIE** hängt das zusammen (z.B. „das kommt sicher von meinem Kreislauf!")

Fragen nach kausalen Zusammenhängen geben keine Antwort auf das lebendige Geschehen einer Störung oder Beschwerde.

Beispiel: Ledum

Lokalisation (Wo?)	Vorderfuß
Empfindung (Wie? - Was?)	Stich
Modalitäten (Wodurch besser, Wodurch schlechter)	> Kälte < Berührung

Ausdehnung (Wohin?) — - - -

Auslösung (Wodurch?) — Nagel (Folge von Stichverletzung)

Begleitsymptome (Was gleichzeitig?) — - - -

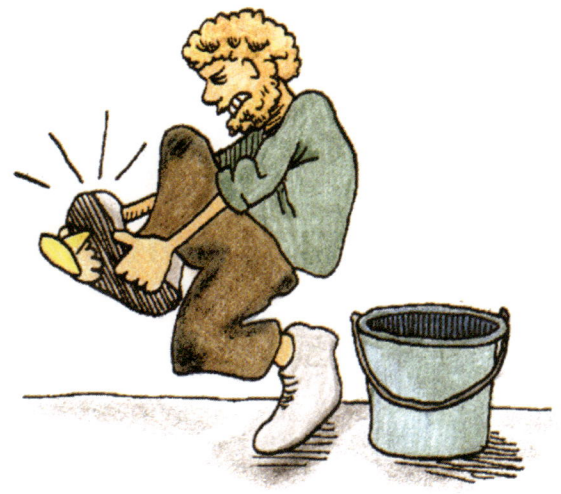

Arznei der Wahl:

LEDUM
(Sumpfporst)

Beispiel: Allium cepa

Lokalisation	Nase
Empfindung / Funktion	wäßriges, wundmachendes Sekret
Modalitäten	> in frischer Luft < im Zimmer

Ausdehnung — Rachen, Kehlkopf

Auslösung — feucht-kaltes Wetter

Begleitsymptome — gerötete Augen, aber milde Tränen

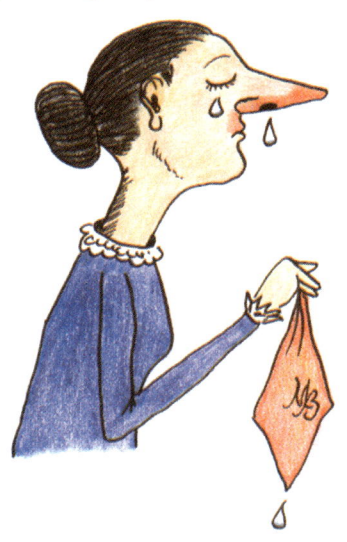

Arznei der Wahl:

ALLIUM CEPA
(Küchenzwiebel)

Der „Fall" Meister Böck

„He, heraus! du Ziegen-Böck!
Schneider, Schneider, meck, meck, meck!!"
Alles konnte Böck ertragen,
Ohne nur ein Wort zu sagen;
Aber wenn er dies erfuhr,
Ging's ihm wider die Natur.
Schnelle springt er mit der Elle
Über seines Hauses Schwelle,
Denn schon wieder ihm zum Schreck
Tönt ein lautes: „Meck, meck, meck!!"
Und schon ist er auf der Brücke,
Kracks! die Brücke bricht in Stücke;
Wieder tönt es: „Meck, meck, meck!"
Plumps! Da ist der Schneider weg!
[...]
Wie denn Böck von der Geschichte
Auch das Magendrücken kriegte.
Hoch ist hier Frau Böck zu preisen!
Denn ein heißes Bügeleisen,
Auf den kalten Leib gebracht,
Hat es wieder gut gemacht.

Wilhelm Busch

Analysieren:

Auslösung:
Ärger
Nässe / Kälte

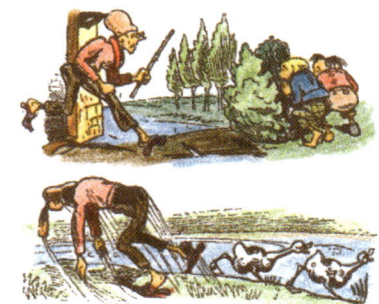

Wo: Unterleib

Wie: Kolikartiger Schmerz

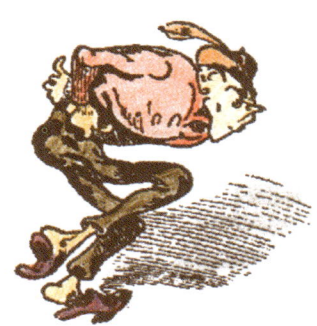

Modalität:
besser (>) durch Druck

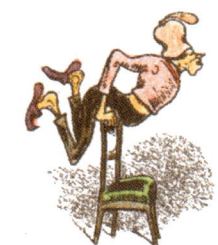

Modalität:
besser (>)
durch Wärme

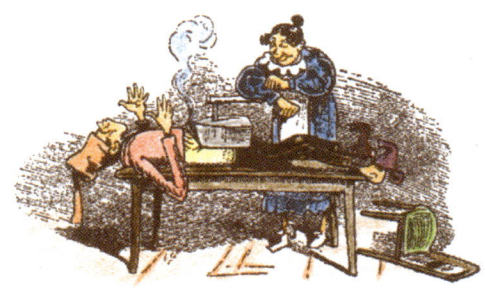

Repertorisieren:

Lokalisation

Unterleib

abrot, acet ac, acon, aesc, aeth, agar, agn, *alet,* **aloe,** *alum,* am c, *am m, ambr, anac,* ang, ant cr, *ant t,* **apoc,** arg, *arg n, arn,* **ars,** *asaf,* asar, *aur, bar c,* **bell,** bism, bor, *bov,* **brach,** brom, **bry,** *calad,* **calc,** *calc p,* **camph,** *cann s,* **canth,** *caps,* **carb ac,** carb an, *carb s,* **carb v,** *caust, cham,* chel, **chin,** *cic v, cina, clem, coca,* **cocc,** coff, *colch,* coloc, *com,* con, *croc, crot h, crot t,* **cupr,** cycl, *dig,* **dios,** dros, *dulc, elat, euph,* euphr, **ferr,** *fl ac, gamb, gent l, gran, graph, grat,* guaj, **hell,** *hep, hydr, hydr ac, hyos,* **ign,** *ip, jatr, jod, jug r,* **kali bi, kali c,** kali n, *kreos, lach, laur,* etc.

Empfindung

Schmerz kneifend

acon, **agar,** agn, *alum,* **am c,** am m, anac, ang, *ant cr,* ant t, arg, arn, ars, *asaf,* asar, aur, bar c, **bell,** bism, *bor,* bov, **bry,** **calc,** camph, **cann s,** **canth,** caps, *carb an,* **carb v,** *caust, cham,* **chel,** **chin,** cic v, *cina,* coc c, **cocc,** coff, **colch,** coloc com, croc, cupr, *cycl,* dig, dros, **dulc,** euph, euphr, **gamb,** **graph,** *guaj,* **hell,** hep, hyos, **ign,** ip, jod, **kali c,** kreos, **lyc,** mag c, mag m, mang, etc.

Modalität

> durch Wärme

agar, am c, arn, **ars,** *aur,* bar c, bell, **bry,** *calc,* camph, **canth,** **caust,** *cic v,* **cocc,** coloc, con, dulc, *graph,* hep, hyos, **kali c,** lach, **lyc,** *mosch, nit ac, nux m,* **nux v,** ph ac, phos, *rhus t,* **rumx,** *sabad, sep, sil,* spong, *squil,* staph, stram, *stront,* sulph, verat

Modalität

> durch Zusammenkrümmen

acon, anac, ant t, arn, ars, **asc t,** bar c, *bell,* **bry,** **cann s,** *carb an,* caust, chin, cina, **colch,** coloc con, dig, hell, **hyos,** ign, **iris,** lach, laur, *lyc,* mang, **mar,** *meny, mez,* mosch, *mur ac,* nat m, *nit ac,* **nux v,** *petr,* ph ac, *phos,* **puls,** **ran b,** **rheum,** *rhus t, sang,* sars, *sil,* spong, staph, sulph, tarax, valer, verb, **viol t**

Ausdehnung	keine vorhanden
Auslösung	**Folge von Erkältung** acon, agar, *alum*, am c, anac, **ant t**, arn, ars, aur, *bar c*, **bell**, bor, **bry**, **calc**, **calc p**, *camph*, carb v, *caust*, **cham**, **chin**, *cocc*, **coff**, coloc con, *croc*, cupr, **cycl**, dig, dros, **dulc**, **graph**, **hep**, **hyos**, *ign*, **ip**, kali c, *led*, **lyc**, mag c, **mang**, **merc**, *nat c*, **nat m**, **nit ac**, **nux v**, *op*, petr, ph ac, **phos**, *plat*, **puls**, ran b, **rhus t**, ruta, *sabin*, **samb**, *sars*, *sel*, **sep**, **sil**, **spig**, stann, *staph*, stront, *sul ac*, **sulph**, *valer*, **verat**
Auslösung	**Folge von Ärger** **acon**, alum, **ant t**, **ars**, *aur*, **bell. bry**, calc, calc p, **cham**, chin, *cocc*, **coff**, coloc. croc, *cupr*, *hyos*, **ign**, **lyc**, mag c, nat c, *nat m*, nux m, **nux v**, **op**, petr, *ph ac*, **phos**, **plat**, **puls**, ran b, rhus t, samb, sec, sel, sep, sil, stann, **staph**, stram, sulph, *verat*, zinc
Begleitsymptom	**Ärger, Gereiztheit** *abrot*, **acon**, aeth, am m, ambr, *anac*, *ang*, ant cr, arg m, **arn**, **ars**, **aur**, bar c, **bell**, bor, **bry**, **calc**, **calc p**, **camph**, **cann i**, **canth**, carb an, carb v, caust, *cedr*. **cham**. chin, **cic v**, *cina*, coc c, cocc, **coff**, colch, coloc. con, croc, cupr, dulc, **ferr**, *hep*, **hyos**, **ign**, **ip**, jod, kreos, *lach*, *laur*, **lyc**, mag s, *mar*, **merc**, mur ac, nat c, **nat m**, **nit ac**, **nux v**, olnd, op, *ox ac*, *petr*, ph ac, **phos**, puls, ran b, *seneg*, **sep**, *sil*, stann, *stram*, *stront*, sul ac, **sulph**, **thea**, **valer**, **verat**, zinc

COLOCYNTHIS
ist die Arznei der Wahl

für Meister Böck

Heilungsprozeß

Akute Erkrankung:

- Zuerst **subjektive Besserung** (Seele),
- dann **objektive Besserung** (Körper)
- **Manchmal Erstreaktion** oder „initiale Überreaktion" bei sehr empfindsamen Menschen (gutes Zeichen: richtige Arzneiwahl!) - nach Absetzen der Arznei klingt diese sogenannte Erstverschlimmerung schnell wieder ab.

Chronische Erkrankung:

Die Heilung erfolgt (nach der Heringschen Regel)

- von lebenswichtigeren Organen zu weniger wichtigen
- in umgekehrter Reihenfolge des ersten Auftretens
- von oben nach unten

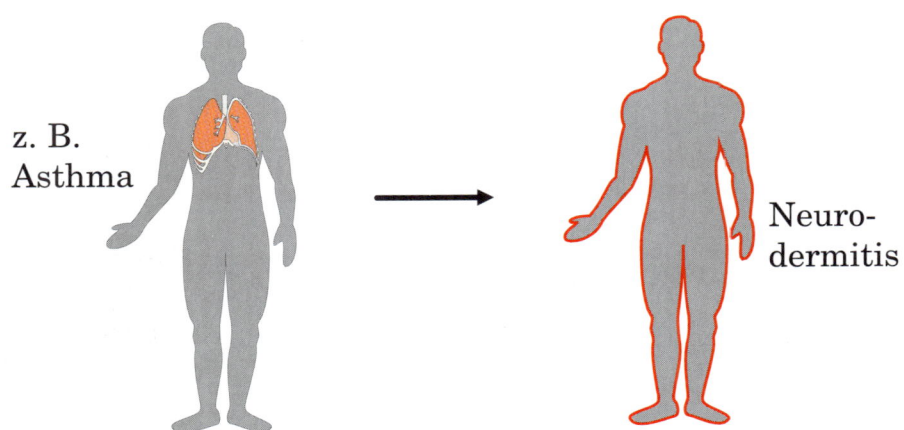

z. B. Asthma → Neurodermitis

Die Heringsche Regel

1. Die Heilung wirkt sich zunächst auf innere lebenswichtige Funktionen aus und schreitet dann zu den weiter außen liegenden oberflächlichen Funktionen fort.

GEISTIGE EBENE	EMOTIONALE EBENE	KÖRPERLICHE EBENE
Vollständige Verwirrung	Depression mit Selbstmordgedanken	Hirnleiden
zerstörerisches Delirium	Apathie	Herzleiden
Wahnvorstellungen	Traurigkeit	endokrine Leiden
Täuschungen	Ängste	Leberleiden
Lethargie	Phobien (konkrete Furcht)	Lungenleiden
Trübsinn	Sorgen	Nierenleiden
Konzentrationsmangel	Reizbarkeit	Knochenleiden
Vergeßlichkeit	Unzufriedenheit	Muskelleiden
Geistesabwesenheit		Hautleiden

* Tabelle nach G. Vithoulkas

2. Bei fortschreitender Heilung erscheinen die Symptome genau umgekehrt wie bei ihrem ersten Auftreten und verschwinden dann wieder (Symptome früherer Erkrankungen tauchen wieder auf, selbst wenn sie jahrelang zurückliegen).

3. Der Heilungsprozeß schreitet von den oberen zu den unteren Körperteilen voran (z.B.: arthritische Schmerzen im Nacken verschwinden, Schmerzen in den Fingergelenken erscheinen).

Dauer der Behandlung

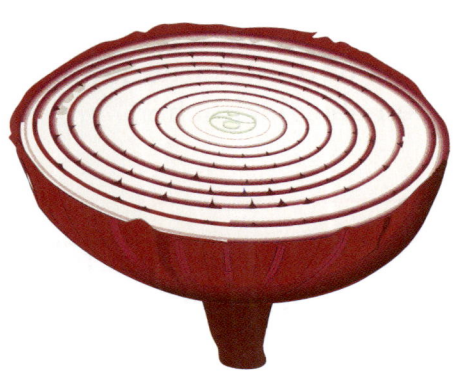

Die homöopathische Behandlung bringt einen Prozeß in Gang, der Verdrängtes, Unterdrücktes und Unverarbeitetes schichtweise abträgt - wie die Schalen einer Zwiebel.

Heilung bedeutet nicht nur, von körperlichen Leiden frei zu werden.

Da jede Krankheit auch eine Botschaft enthält, kann wirkliche Heilung nur durch Bewußtwerden und Veränderung der geistig-seelischen Unstimmigkeiten erfolgen.

So geht der Weg vom Körperlichen zum Geistigen - vom Materiellen zum Immateriellen.

Die homöopathische Arznei hilft dabei, ersetzt aber nicht die Bereitschaft, aktiv an diesem Prozeß des Mündigwerdens und Reifens zu arbeiten.

> **Daher ist eine homöopathische Begleitung von der Empfängnis bis zum Ende des Lebens sinnvoll.**

WAS GESCHIEHT BEIM HOMÖOPATHEN?

Erste Begegnung

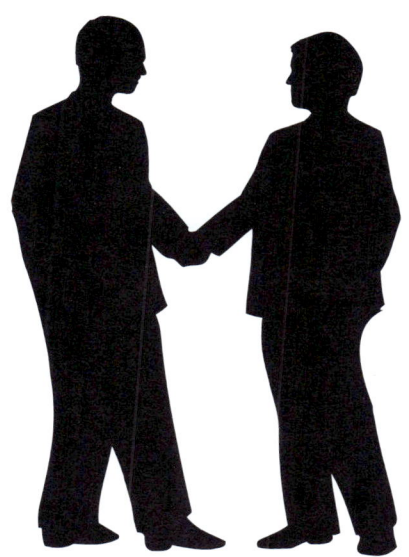

Die **Begegnung** mit dem Patienten ermöglicht dem Arzt bereits erste, wichtige Beobachtungen

z. B.

Körperbau (Fettleibigkeit, auffallende Magerkeit ...)
Körperhaltung (gebeugt, aufrecht, kraftlos ...)
Gang (schleppend, forsch, hinkend ...)
Händedruck (schlaff, kalt, feucht, warm, fest ...)
Aussehen (Haltung, Kleidung, Haut ...)
Sprechweise (hastig, zögernd, stotternd, laut ...)
Verhalten (schüchtern, aufdringlich, dominant ...)

Analysieren (= Anamnese)

Geschichte des kranken Menschen

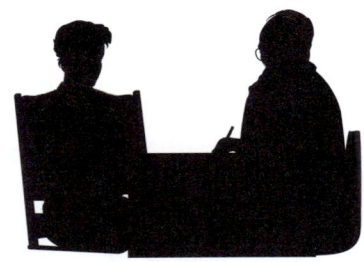

Der **Vorbericht** wird von der Sprechstundenhilfe erhoben. Es werden vorausgehende Erkrankungen und Behandlungen, Erkrankungen der Eltern und Großeltern sowie Auffälligkeiten in der weiteren Familie erfragt.

Beim **Spontanbericht** wird der Patient vom Behandler gebeten, über den Grund seines Besuches zu erzählen.

„Er [der Arzt] schreibt alles genau mit den selben Ausdrücken auf, deren sich der Kranke und die Angehörigen bedienen. Womöglich läßt er sie stillschweigend ausreden..." **§ 84 Organon**

Anschließend stellt der Behandler **ergänzende Fragen**, um möglichst vollständige Symptome (Auslösung, Modalitäten, genaue Empfindungen, genaue Lokalisation und Begleitbeschwerden) zu erhalten.

Eine systematische Befragung (**Lenkbericht**) klärt die noch offenstehenden Fragen zur Person, zu ihrer Umwelt und zu ihrem Schicksal.

Wenn erforderlich, schließt sich eine **körperliche Untersuchung** an.

Hierarchisieren

Wertung oder Gewichtung der Symptome

Da der Homöopath den Patienten in seiner Gesamtheit erfaßt, müssen die Symptome ausgewählt und gewertet werden, die dessen Individualität am besten entsprechen.

Dabei sind die

Geistes- und Gemütssymptome die wichtigsten („Ich habe schreckliche Angst vor Hunden", „Ich kann nur mit Licht schlafen", „Ich kann mir keine Personennamen merken", „Ich habe fürchterliche Angst, mich anzustecken", „Ich bin abends immer so niedergeschlagen", „Jede Kritik bringt mich auf die Palme" usw.);

es folgen die

Allgemeinsymptome (Symptome, die den Patienten in seiner Gesamtheit betreffen, wie „Ich bin ganz wild auf Saures", „Ich laufe auch an heißen Tagen mit einem Pullover herum, weil ich so leicht friere", „Ich muß nachts aufstehen, um etwas Kaltes zu trinken", „Ich fürchte nichts mehr als einen heißen Sommer" usw.)

Dabei spielen auch Träume und Schlafgewohnheiten eine wichtige Rolle.

Erst zum Schluß sind die

Körpersymptome von Bedeutung; dabei sind vor allem die vollständigen Symptome (siehe dort) wichtig.

Sonderliche, auffallende, charakteristische Symptome

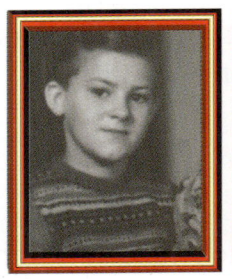
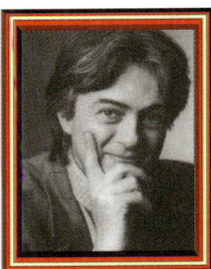
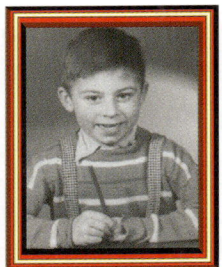
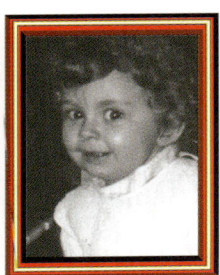
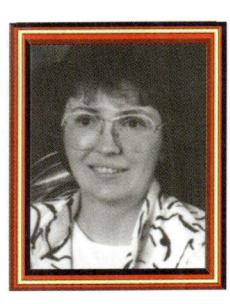
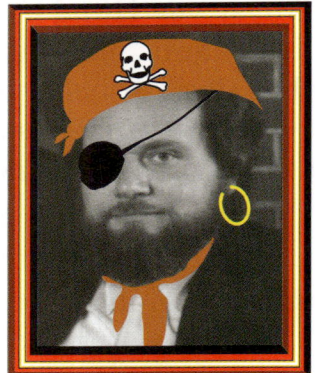
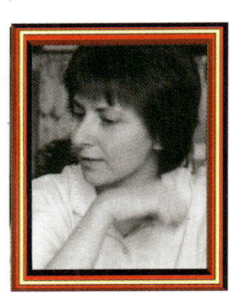

§ 153 Organon:

„... sind die auffallenderen, sonderlichen, ungewöhnlichen und eigenheitlichen (charakteristischen) Zeichen und Symptome des Krankheitsfalles besonders und fast einzig fest ins Auge zu fassen ..." = das Individuelle

Repertorisieren

Repertorisieren ist eine Technik, die es erlaubt, aus der großen Zahl von Arzneibildern diejenige Arznei herauszufinden, die dem Krankheitsbild des Patienten am ähnlichsten ist.

Bei **akuten Krankheiten** genügt es, wenn die aktuellen Symptome „abgedeckt" sind.

Bei **chronischen Krankheiten** dagegen müssen aus der Gesamtheit („Totalität") der Symptome die durch Hierarchisieren ausgewählten Symptome berücksichtigt werden:

Eine Arznei, die die gesamte Persönlichkeit des Patienten erfaßt, wird **Konstitutionsarznei** genannt.

Die Voraussetzung zur Anwendung einer Arznei nach der Ähnlichkeitsregel ist das **Arzneiwissen**.

Trotz aller Überschwenglichkeit bei der Benutzung technischer Hilfsmittel - wie des Repertoriums - darf folgendes nicht übersehen werden:

> **Der Behandlungsauftrag des Patienten ist oberstes Gebot!**

Synthetisieren

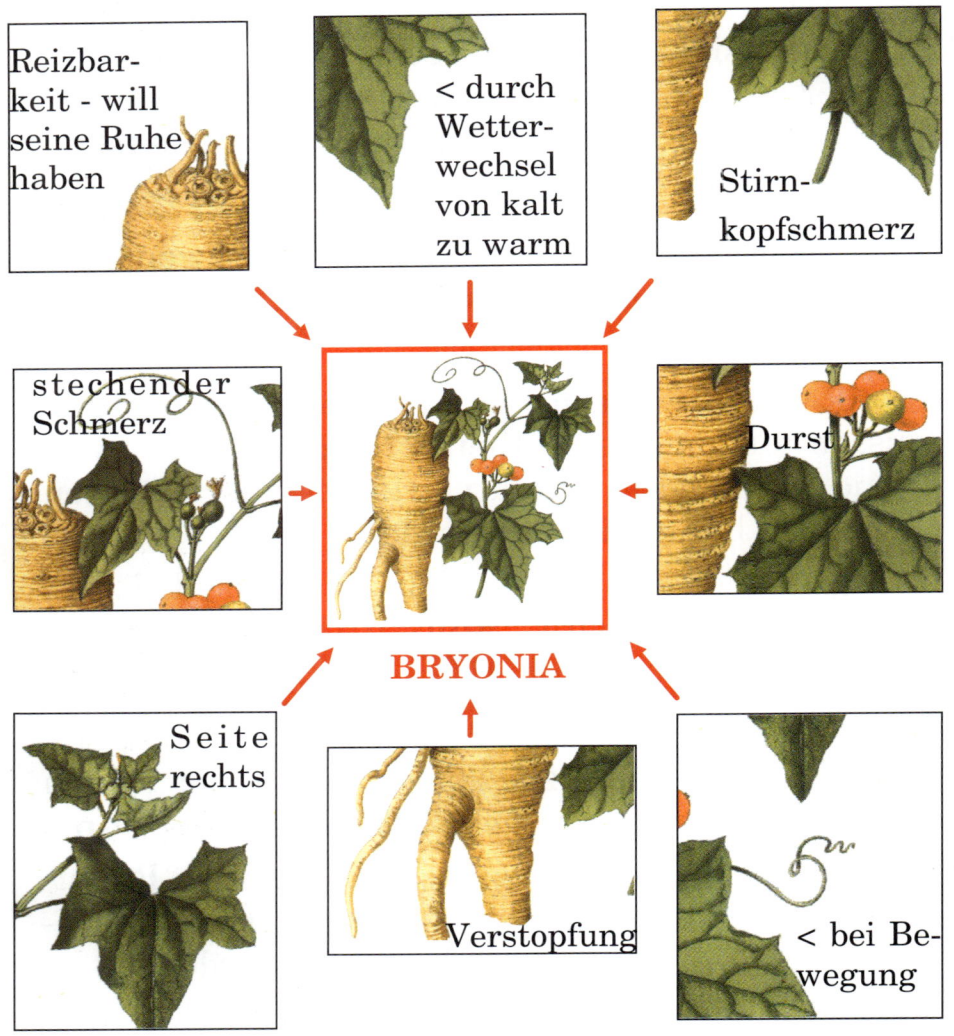

Nach Analyse, Hierarchisieren und Repertorisieren formen sich Teilsymptome zu einem Bild - dem **Arzneibild**.

Rezeptieren - Arzneigabe

1 Gabe bis D3/C1 = 20 Glob., 2 Tabl., 20 Tropfen
1 Gabe ab D4/C2 = 5 Glob., 1 Tabl., 5 Tropfen
und alle weiteren Potenzarten.

Manche Behandler geben durchweg nur 1 Kügelchen, 1 Tablette oder 1 Tropfen. Auch das entspricht nach deren Überzeugung einer Gabe.

Säuglinge, Kinder, Jugendliche, Erwachsene sowie Tiere erhalten die gleiche Gabe!

REGEL:

Tiefpotenzen	bis D3/C2	3x tgl. 1 Gabe
Mittelpotenzen	bis D10/C5	3x tgl. 1 Gabe
	ab D12/C6	2x tgl. 1 Gabe
	LM1- 6 = Q	1x tgl. 1 Gabe
Hochpotenzen	ab D30/C15	1x / Woche
	LM12-18	1-3x / Woche 1 Gabe
Hoch- und Höchstpotenzen	ab D200/C200/LM24 und M, XM, CM (= Korsakoffpotenzierung) **nur nach Verordnung!**	

Arzneigabe bei akuter Störung

> **WICHTIG:** Bei zunehmender Besserung die Häufigkeit der Gabe reduzieren und erst bei Nachlassen der Besserung die Gabe wiederholen!

Eine Steigerung der Arzneiwirkung durch vermehrte Wiederholung der Gabe ist nicht zu erwarten; der Arzneireiz benötigt eine gewisse Zeit - der Körper soll sich ja selbst heilen.

**In der Homöopathie gilt:
weniger ≙ MEHR!**

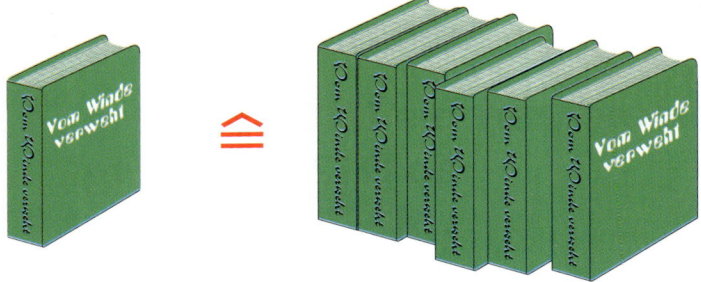

z. B. enthält **ein Buch** die gleiche Information wie **sechs Bücher!**

Genauso ist die Information einer Arzneigabe dieselbe wie die eines ganzen Fläschchens.

Daher ist es kein Grund zur Sorge, wenn Kinder den Inhalt eines ganzen Fläschchens auf einmal aufessen. Trotzdem sollten alle Arzneien für Kinder unzugänglich aufbewahrt werden.

Arzneigabe im Notfall

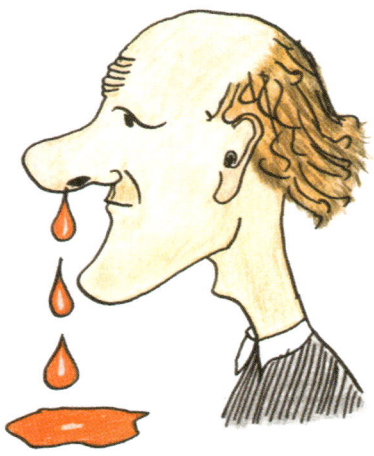

Im **Notfall** kann man jede Arznei in einem viertel Liter Wasser auflösen und davon alle 5 Minuten einen gewöhnlichen Schluck trinken oder mit einem Plastiklöffel eingeben (keinen Metall-Löffel verwenden!).

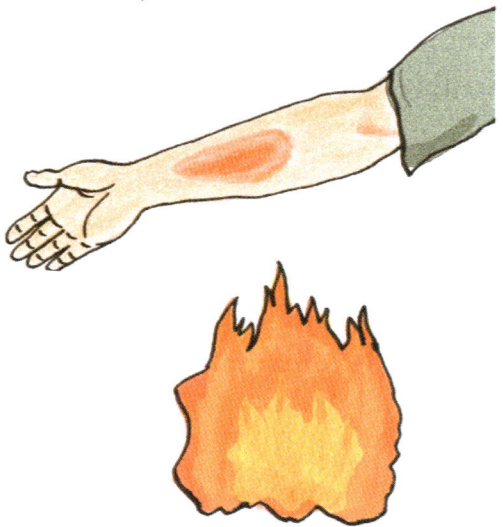

Erstreaktion

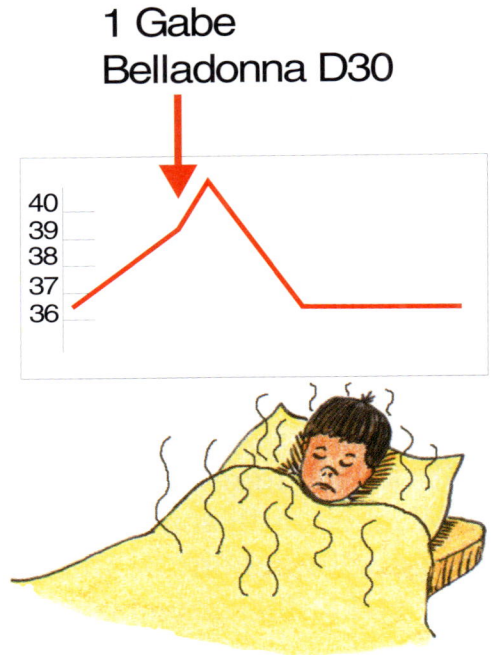

Bei sehr **empfindsamen** Menschen und bei **zu häufiger Wiederholung** kann es zu überschießenden Reaktionen kommen.

Solche **Erstverschlimmerungen** sind aber keine schädliche Arzneiwirkung, sondern Zeichen der richtigen Arzneiwahl.

Nach Absetzen der Arznei klingt diese Erstreaktion schnell wieder ab.

Bei Arzneien bis D12 empfiehlt es sich, drei Tage auszusetzen und danach mit weniger häufigen täglichen Gaben fortzufahren.

FRAGEN UND HINWEISE

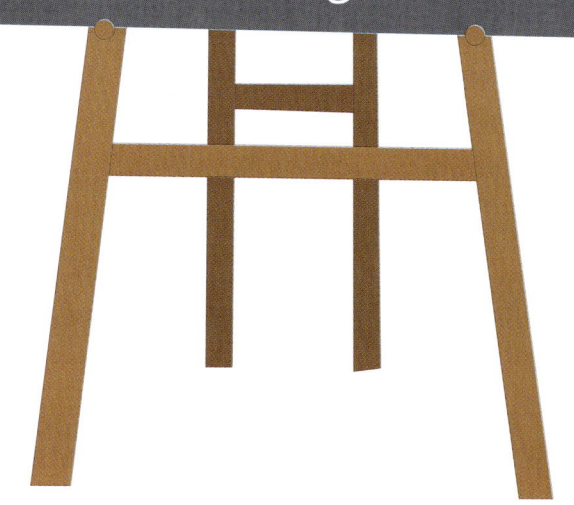

Was sind Komplexmittel?

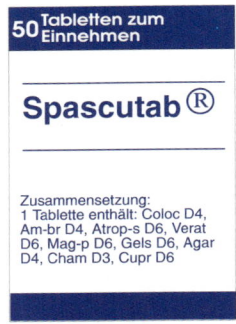

- ✦ Komplexmittel entsprechen nicht der Lehre Hahnemanns.

- ✦ Sie werden entsprechend der klinischen Denkweise nach „Diagnosenamen" verordnet, nicht nach homöopathischen Grundsätzen.

- ✦ Bei akuten Beschwerden haben sie durchaus eine vorübergehende Wirkung. Die Symptome kehren regelmäßig wieder (nicht so bei der homöopathischen Einzelarzneiverordnung).

- ✦ Es wird nicht ersichtlich, welche der enthaltenen Arzneien die scheinbare Heilung bewirkt hat.

- ✦ Durch Verwischung der Symptome wird eine Weiterbehandlung bei chronischen Krankheiten schwierig.

Nur eine Arznei kann die ähnlichste sein.

Objektivierbare Wirkung oder Plazeboeffekt?

Plazebo = Scheinarznei ohne Arzneiwirkstoff

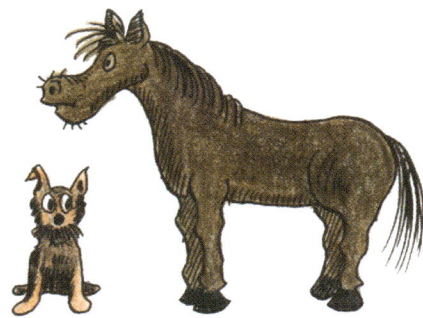

Homöopathische Arzneien wirken auch bei Tieren, Säuglingen und Bewußtlosen - Plazebos dagegen nicht!

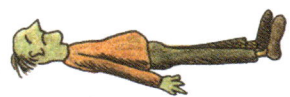

Homöopathische Arzneien zeigen gerichtete Arzneiwirkung (= spezifische, voraussagbare Symptome) - Plazebos dagegen nur ungerichtete (= nicht voraussagbare!)

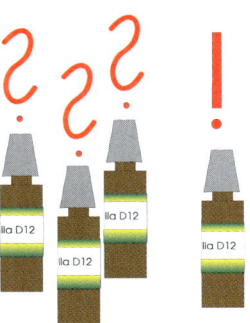

Erst die ähnlichste homöopathische Arznei wirkt - selbst wenn der „Glaube" des Patienten durch mehrere falsch gewählte Arzneien enttäuscht wurde - Plazebos wirken dann nicht mehr!

Plazebowirkungen halten nur begrenzte Zeit an und erschöpfen sich dann; bei homöopathischen Arzneien dagegen hält die Wirkung an und verstärkt sich sogar.

Werden homöopathische Arzneien unwirksam?

Ja, sie werden unwirksam durch

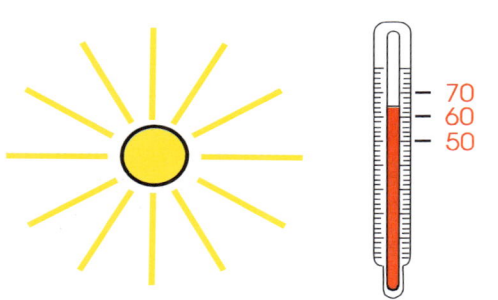

✦ direkte Sonnenbestrahlung

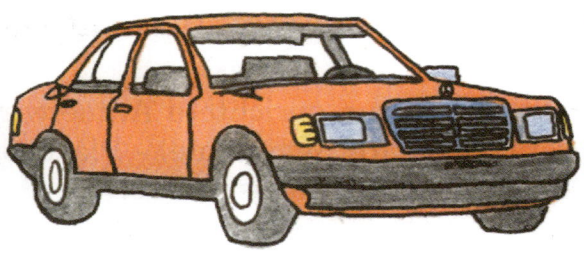

✦ hohe Temperaturen, z.B. im Auto (Sommer)

✦ Einwirkung campherhaltiger Salben

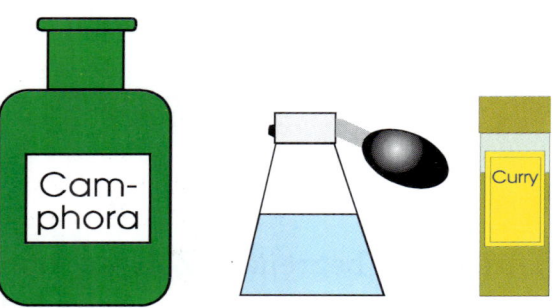

✦ die Nähe stark riechender Substanzen (Kosmetika, ätherische Öle, allopathische Medikamente, Gewürze)

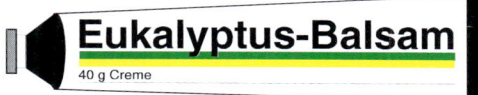
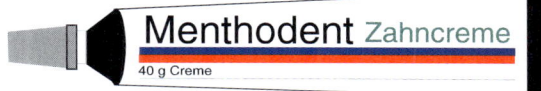

✦ Kamille,
Pfefferminz,
Menthol

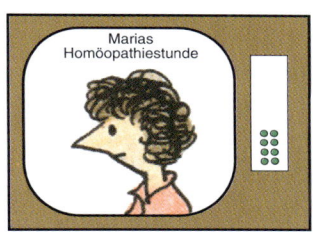
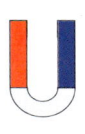

✦ Magnetfelder
und Strahlung
(Radio, Laut-
sprecher,
Fernsehgeräte,
Röntgenstrahlen
usw.)

> **Bei sachgemäßer Aufbewahrung sind homöo-
> pathische Arzneien unbegrenzt haltbar; das
> aufgedruckte Verfallsdatum erfüllt lediglich
> eine unsinnige Vorschrift des Bundesgesund-
> heitsministeriums.**

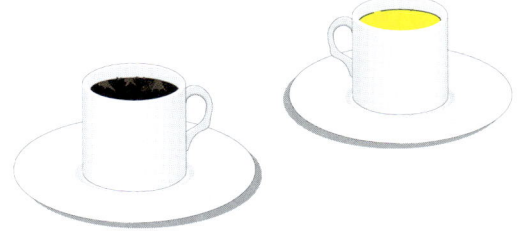

Während der
homöopathischen
Behandlung sollte
auch auf Kaffee,
Kamillen-,
Pfefferminztee
usw. verzichtet
werden.

Wo bekomme ich homöopathische Arzneien?

Prinzipiell sind homöopathische Arzneien in jeder Apotheke frei erhältlich, da sie nicht rezeptpflichtig sind. Noch sind sie nicht in jeder Apotheke vorrätig, aber auf Bestellung können sie innerhalb weniger Tage beschafft werden.

Es gehört zwar zur Ausbildung jedes Apothekers, Muttertinkturen oder Potenzen herstellen zu können, es ist jedoch wichtig, daß dies gemäß den Vorschriften des HAB (Homöopathisches Arzneibuch) geschieht. Meist beziehen die Apotheken die fertige Arznei von Firmen, die sich auf die Herstellung homöopathischer Arzneien spezialisiert haben, da die Herstellung vor allem höherer Potenzen sehr aufwendig und zeitraubend ist.

Selbstverständlich kann jede homöopathische Arznei auch auf Rezept verordnet werden. Aber die Kostenerstattung durch Versicherungen und Krankenkassen steht in den meisten Fällen noch aus.

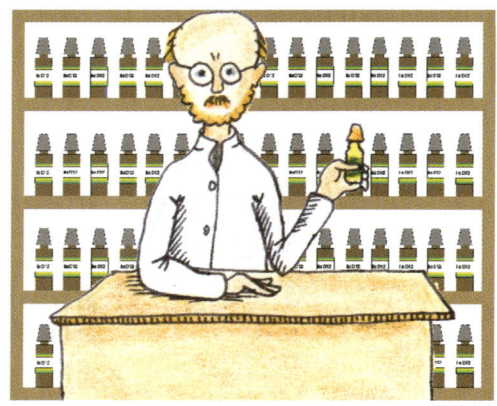

„Kann ich meine Tabletten weiternehmen?"

Gemeint ist, ob jemand, dem man eben eine homöopathische Arznei empfohlen hat, seine bisherigen Medikamente weiternehmen oder absetzen soll.

Es ist ein Unfug vieler Homöopathen, Medikamente des Hilfesuchenden umgehend dem Müll zu übergeben ... und das mit gewichtiger Gebärde. Tabletten bedeuten für jeden hilflosen kranken Menschen einen verständlichen Halt, an den er sich bisher klammerte. Nehmen wir ihm diese Hoffnung, kann die Folge katastrophal sein.

Also handeln wir bedächtig und empfehlen:

✦ bei akuten Erkrankungen die bisher üblichen Medikamente (Paracetamol, Antibiotika, Schmerztabletten usw.) durch homöopathische Arzneien zu ersetzen,

✦ bei chronischen Erkrankungen die Tabletten allmählich zu reduzieren. Meist merkt der Erkrankte selbst am besten, wann er - bei zunehmender Besserung - teilweise oder ganz auf seine Tabletten verzichten kann.

Grenzen der Homöopathie

mechanische Hindernisse
- Querlage des Ungeborenen (Kaiserschnitt)
- Gallen- und Nierensteine, die ihrer Größe wegen eine natürliche Passage nicht zulassen
- gebrochene Glieder
- durchtrennte Bänder, Sehnen, Muskeln, Blutgefäße

Fremdkörper im Organismus

zerstörtes Gewebe

unmittelbare Lebensgefahr
- Unfall: Blutverlust
- Vergiftungen

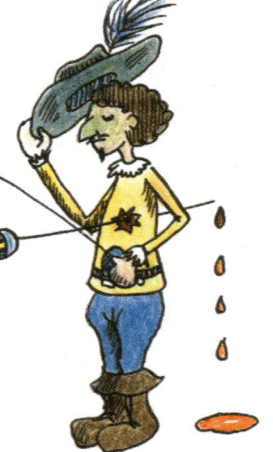

fehlende Lebenskraft
- Alterungsproßeß
- Erkrankungen im letzten Stadium

Für die Selbstbehandlung sind nur akute Krankheiten geeignet; chronische Erkrankungen erfordern eine personenbezogene Behandlung und gehören in die Hand gut ausgebildeter Homöopathen!

> **Die Homöopathie hat keine Grenzen - sie liegen im Vermögen bzw. Unvermögen des Homöopathen!**

Warum wehrt sich die Schulmedizin gegen die Homöopathie?

"Zeitknappheit" und Sicherheitsbedürfnis läßt viele Mediziner **Methoden** und **Techniken** für Diagnostik und Therapie verwenden, die keiner ärztlichen **Kunst** bedürfen. Dadurch werden sie der Verantwortung für ihr Handeln enthoben, weil sie in der Anonymität des "normalen" Handelns Schutz und (auch rechtliche) Sicherheit finden.

Die Homöopathie ist zeitaufwendig, und für jenen, der sie nicht kennt, stellt sie ein "unsicheres" Heilverfahren dar, denn es fehlt ein wissenschaftlicher Wirkungsnachweis mit Doppelblindstudien.

Die Bemühungen der Homöopathie stehen weder im Gegensatz noch im Widerspruch zur klinischen Medizin. Wir verstehen sie als eine Möglichkeit zur Erweiterung der Medizin und zur Bereicherung ihrer Therapie.

Die Prinzipien der Homöopathie haben viele wissenschaftliche Strömungen überstanden und wurden durch die Fortschritte der modernen Medizin nicht widerlegt, sondern eher bestätigt.

> **Wissenschaftliche Erkenntnisse werden geboren, verworfen und sterben, gewissenhafte Erfahrungen überleben immer.**